AU LIT CITOYENS !
LE MANIFESTE CONTRE LA SOCIÉTÉ DE LA MAL-BAISE

Loi n°49-956 du 16 juillet 1949 sur les publications destinées à la jeunesse, modifiée par la loi n°2011-525 du 17 mai 2011.

© 2024 Julia Palombe
Édition : BoD · Books on Demand GmbH,
In de Tarpen 42, 22848 Norderstedt (Allemagne)
Impression : Libri Plureos GmbH,
Friedensallee 273, 22763 Hamburg (Allemagne)
ISBN : 978-2-3225-4046-4
Dépôt légal : Octobre 2024

AU LIT CITOYENS !

JULIA PALOMBE

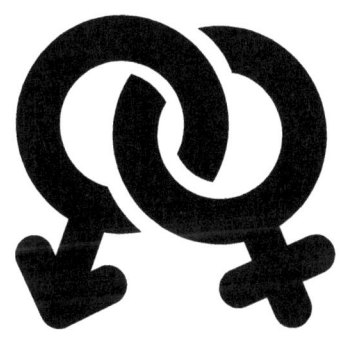

LE MANIFESTE CONTRE
LA SOCIÉTÉ DE
LA MAL-BAISE

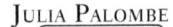

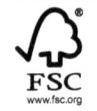

NOTE DE L'AUTEURE

En septembre 2016, ce livre voyait le jour grâce à ma rencontre décisive avec l'éditeur Franck Spengler, co-fondateur de la maison d'édition Hugo et Cie. Huit ans après sa première parution, j'ai décidé de ressortir cet ouvrage, car je crois qu'il est plus que jamais d'actualité.
Depuis 2016, et malgré des événements sociétaux majeurs en faveur d'une meilleure justice dans la sphère intime comme dans l'espace public - le mouvement "Me Too" ayant soulevé le couvercle des violences faites aux femmes, la création de la loi Schiappa qui a criminalisé le harcèlement de rue, ou encore la démocratisation du mot « consentement" notamment grâce au livre de Vanessa Springora - le désir, lui, est enterré vivant. Chaque jour, la haine gagne du terrain. Et précisément, je crois que c'est lorsque la violence s'intensifie qu'il nous faut cultiver avec plus d'efforts encore notre joie. Nos désirs ne sont pas les accessoires de notre existence, ils en sont le coeur battant. Ne nous détournons pas de notre quête: marchons ensemble sur les chemins de la jouissance nourrie, créative et partagée.

« *Je m'adresse à tous, et en particulier
à la nouvelle génération d'hommes et de femmes,
à qui je souhaite une jouissance pleine, vraie,
intime et collective, dans l'élan d'un appétit
de vie sans cesse à réinventer.*

*A mon amant préféré...
Mon mari.* »

Introduction

Stop aux ploucs, aux frustré(e)s, aux goujats, aux mal-léché(e)s, aux incultes, aux balourd(e)s... Halte à la mal-baise! Brandissons le drapeau d'un nouveau patriotisme : l'unité orgasmique. Prendre du plaisir oui, mais en conscience. Liberté, égalité, sexualités : *Au lit, citoyens*!

L'homme n'est pas une caricature de la brute qui enfonce sans permission, doigt, pénis et autres objets suspects dans tous les orifices de sa partenaire, en la regardant s'étouffer avec. La femme n'est pas une espèce d'esclave éternellement docile, qui souhaiterait être punie, humiliée, violée. Bienvenue dans la réalité! Le sexe c'est beau, c'est chaud, c'est drôle, et surtout c'est libérateur...
Faisons l'amour sans clichés. Vivons, jouissons, réinventons-nous sans relâche. N'ayons pas peur de jouir et refusons le sexe formaté! Redécouvrons les infinis plaisirs de l'amour dans une sexualité débarrassée de toute cette mal-baise marchande faite d'orgasmes précommandés, prémâchés, dénués d'envie. La jouissance est à mille

lieues de ce désert sensoriel que l'on nous vend. L'extase est un art de vivre basé sur un plaisir partagé, ludique et créatif. Le désir est mouvant, il n'est jamais figé, il se danse. C'est un tango, une bulería, un slow, une valse, une java... Il prend plusieurs allures au fil des jours. Nous devons écouter le langage de nos sens, car c'est le chemin qu'emprunte le désir.

En 50 ans seulement, nous sommes passés du glorieux « Jouissez sans entraves ! » au comminatoire « Jouissez ! » Par un renversement historico-surréaliste, notre liberté idéalisée s'est transformée en liberté à consommer (sans modération !). Business oblige ! La misère sexuelle n'est pourtant pas une fatalité. Il y a une vie érotique en dehors de « l'éjac faciale » ou du « fist-fucking » (qui, soit dit entre nous, ne sont pas des passages obligés dans l'acte sexuel). Loin des normes imposées et de la morale, il est temps de reprendre en main notre sensualité. Rassemblons-nous à la lueur de nos sensations. Libérons-nous du fardeau de l'imitation. Reconnectons-nous avec notre corps et tournons-nous vers une nouvelle forme de discours sexuel libre.

Élevons l'intelligence érotique au rang des bonnes manières, au même titre que la culture générale ou les mathématiques ! Avec la créativité, la conscience, l'humour et la joie profonde comme piliers d'une nouvelle ère, « orgasmisons-nous ! » La jouissance convoque plus que tout, le « vivre ensemble » ; elle fait partie du principe d'égalité entre les hommes et les femmes. Le postulat de la liberté passe lui aussi par la relation érotique et sexuelle à l'autre. Le partage et la communication sont au cœur de l'acte charnel. Pour combattre les chemins sombres de la

haine, il est urgent de cultiver les chemins lumineux de la jouissance. La paix sociale commence dans notre lit. Le sexe conscient est un sujet éminemment social !
Réconcilier l'humain, le plaisir et la société est une urgence. Je plaide pour un destin heureux : en avant, aime !

Il y a une nouvelle révolution sensuelle à mener, sociale et culturelle. J'en appelle au boycott de la chaîne sexuelle de consommation de masse : Fast Sex, Speed Dating, Hygiénisation à outrance des corps. Ainsi qu'au rejet d'une vie sexuelle imposée par les dogmes religieux : célibat, pseudo-vierges du paradis, monogamie, polygamie. Soyons des rebelles pacifiques, qui participent fièrement à la révolution de l'humanité.

Tout ce qui tend vers une pensée unique de la sexualité, tout ce qui ne prend pas en considération le respect, l'échange et la liberté est à bannir.

Nous disons « aimer », mais nous nous mentons, nous disputons ou nous battons régulièrement. Nous voulons « être aimés », mais nous refusons d'offrir le meilleur de nous-mêmes. Nous voulons être heureux, mais nous sommes recroquevillés sur nous-mêmes et nous enfermons l'autre dans une idée préconçue du couple. Pourquoi ? Parce que nous sommes « aseptisés ». Et c'est la norme en vigueur contre laquelle j'entends bien me battre.

Je propose un nouvel humanisme, basé sur la liberté sexuelle. Il s'agirait donc de ne plus consommer de gymnastique pornographique ! Mais aussi de ne plus utiliser les vieux rouages sexistes, homophobes, machistes, hystériques, normalisateurs en tous genres. Boycott aux rabat-joie ! Vive la sexualité libératrice et créative !

Qu'est-ce que la mal-baise ?

La transformation du sexe, par la société capitaliste, en objet de consommation est une des composantes principales de la mal-baise, avec le fast-sex, les rencontres digitales, la délirante hygiénisation des corps, le retour en puissance des dogmes religieux... S'ajoutent à cela les non-dits au sein du couple, la violence verbale et physique, la frigidité émotionnelle, l'inculture érotique, la possession excessive, la jalousie maladive, et j'en passe... Autant de tentacules maléfiques qui pourrissent notre façon d'envisager la sexualité.

La mal-baise constitue une foule de vilaines habitudes que nous avons prises au fil des années, sans nous rendre compte que les mauvaises herbes avaient envahi le jardin de notre plus bel espace de liberté : notre sexualité. Le cynisme, le mépris, l'abandon, l'apathie, la rigidité (pas celle de la queue, non ! la rigidité morale), l'égoïsme, la goujaterie... La liste est longue de nos manques de considération à l'égard de soi et par conséquent de l'autre. Concentrés que nous sommes sur les points G, les points P, (les points noirs !), nous passons totalement à côté des joies profondes d'une sexualité assumée et libératrice. Repliés sur nous-mêmes, incapables d'échanger, de communiquer ou de jouir ensemble, nous baisons comme nous mangeons, c'est-à-dire vite et mal. La détresse sexuelle 2.0 que nous vivons aujourd'hui est le berceau de cette mal-baise qui s'installe et deviendra notre standard amoureux si nous ne faisons rien pour défendre la baise gastronomique.

État des lieux

On met des strings à huit ans, on fait des fellations à douze et on se gave de programmes télé abrutissants en guise de nourriture intellectuelle, prenant les vedettes de la télé-réalité et « la gymnastique pornographique » comme références ultimes du nouveau monde sexuel. Dans ce contexte se crée et prospère inévitablement la mal-baise. La révolution sexuelle de nos parents se voulait une ode à la jouissance créative et joyeuse, une ouverture sur un monde du plaisir et des corps, amenant à une libération des esprits. Et, au lieu de cela, nous voilà pris dans les filets d'une jouissance consommatrice et triste.

Aujourd'hui, les comportements sexuels de la nouvelle génération sont effrénés et naissent principalement de l'imitation. Les jeunes sont dramatiquement coupés du réel, et surtout de leur ressenti. L'écrivain Claire Berest, qui est allée récolter pendant plusieurs mois des déclarations poignantes à la brigade des mœurs, nous explique dans son livre *Enfants perdus*[1] : « *Tout le problème tient dans le rapport au corps, le sien, et à celui de l'autre. Dans notre société du paraître où le modèle de la sexualité est calqué sur les pornos, nos adolescents sont en grande difficulté. Grandir, c'est se comparer à ces images véhiculées par le porno, la pub, les clips… c'est trash! Cette nouvelle génération est dans la négation des corps. Le respect a disparu.* » Les corps sont devenus interchangeables à souhait, le sexe est devenu un produit de consommation comme un autre, la nouvelle génération ne se soucie

---
1. Pocket.

plus du respect. Et sans respect, pas de « bonne baise » possible.

Comment combattre la mal-baise ?

Le meilleur moyen de combattre la mal-baise, c'est de se poser les bonnes questions : Qui suis-je ? De quoi ai-je besoin pour me sentir satisfait(e) ? Quelles sont réellement mes envies en matière de sexe et d'amour ? Suis-je capable d'exprimer clairement ce que je veux, et surtout ce que je ne veux pas ? Suis-je prêt(e) à écouter l'autre et à faire de mon mieux pour lui donner du plaisir ?

Nous sommes vivants ! Jouissons nom d'une pipe ! Arrêtons de trouver cela normal de se préoccuper de tout sauf de notre santé orgasmique. Retrouvons fierté et confiance en soi pour connaître une jouissance épanouie. Le chemin est à la fois incroyablement fascinant et rudement exigeant. Toute la difficulté consiste à inventer sa propre sexualité. Le chantier qui s'offre à nous est celui de toute une vie : il s'agit de construire la cathédrale de son désir. De devenir l'architecte de ses envies. Sans plus attendre, soyons des êtres désirants. Voilà le défi qui nous attend.

Longtemps, les études scientifiques ont délaissé la sexualité, notamment celle des femmes. Je rappelle que la première échographie du clitoris date de 2009, réalisée par la gynécologue Odile Buisson. Aujourd'hui, pas une semaine sans qu'une nouvelle étude sorte pour nous indiquer la longueur « satisfaisante » du pénis ou bien la « bonne » fréquence de nos rapports sexuels ! Je suis perplexe devant le souhait exprimé de dogmatiser nos sexualités. Je crois en l'aventure et l'exploration. Je pense que nous avons tout à gagner à suivre, non pas les statistiques mais notre instinct, et retrouver une part de notre animalité. Les seules règles qui peuvent être établies sont le respect de l'autre ; se détacher de l'imitation des modèles économiques ; privilégier le moment présent. C'est une nouvelle façon de vivre, de communiquer et d'aimer qui doit être envisagée.

À travers mes dix commandements, je propose une vision nouvelle de nos rapports charnels, mais aussi de nos rapports fraternels au sein de la société. Je plébiscite une approche philosophique de la vie, qui place la poésie et le plaisir au-dessus de tout. *« Quelle heure est-il ? Il est l'heure de s'enivrer ! De quoi ? De vin, de poésie, d'amour ou de vertu... À votre guise »* Baudelaire

L'orgasme est notre meilleure arme de construction massive pour un monde meilleur : l'amour est déclaré !

Au lit, citoyens !

JULIA PALOMBE

Les dix commandements

Mes dix commandements sont ceux du plaisir nourri et des péchés délicieusement capitaux.

1. Tu n'oublieras jamais que la sexualité est un jeu.
2. Tu diras Stop au prêt-à-jouir !
3. Tu chasseras la jalousie maladive
   et la possession excessive.
4. Tu combattras sans relâche la monotonie.
5. Tu donneras toujours le meilleur de toi-même.
6. Tu considéreras la jouissance comme le premier
   de tes devoirs.
7. Tu t'accommoderas de ce que tu es : Aime-toi.
8. Tu préféreras la réalité au virtuel.
9. Tu défendras toujours ta liberté sexuelle.
10. Tu privilégieras la qualité à la quantité

Premier commandement

TU N'OUBLIERAS JAMAIS
QUE LA SEXUALITÉ EST UN JEU

« *La joie est le secret de la beauté. Il n'y a pas de beauté sans joie.* »

Christian Dior

Dans l'imaginaire, il n'y a pas de censure. Si dans la réalité des comportements peuvent être interdits, dans le monde onirique, ils sont non seulement autorisés mais conseillés pour le développement et l'évolution de la sexualité. Soyons des héros, nous en avons les pouvoirs ! L'intensité de la rencontre entre deux (ou plusieurs) personnes ne naît pas seulement du fait de l'acte sexuel. La force de la rencontre, c'est la confiance faite à l'aventure. Jouez, partagez, communiquez, prenez du plaisir à séduire votre proie d'un soir ou d'une vie ! La sexualité est une fête. Une fête gourmande. Apprenez à déguster l'autre. Imaginez-vous qu'il s'agit d'une récréation sexuelle. Telle la récré de notre enfance qui était délicieuse, car nous la vivions pleinement. Nous la dévorions d'envie, puis quand la sonnerie retentissait, nous étions fous d'excitation, et la joie jaillissait naturellement. Nous inventions des jeux, toujours plus créatifs ! Inspirez-vous de cet état que vous avez tous connu et recréez les conditions de cet amusement exquis. La sexualité est le bac à sable des enfants devenus grands.

Est-il nécessaire de rappeler que le jeu implique avant tout le consentement ? Si vous n'avez pas prévenu votre partenaire que vous souhaitez lui faire le coup du viol, vous risquez fortement de vous retrouver au poste de police... Rien ne différencie un «vrai viol» d'un «faux viol» si ce n'est le consentement. Si une personne subit et l'autre impose, cela ne fait absolument pas partie de la sexualité. Amusons-nous en conscience, nous sommes totalement dans la sphère sexuelle de l'échange et la porte de tous les fantasmes est ouverte. Les scénarios à explorer sont très variés, et les histoires à inventer sont infinies. Un bon synopsis érotique est un synopsis qui convienne à soi, à «nous».

1.2.3, c'est parti ! Le jeu peut commencer. «On dirait que tu es le pompier ? Et je serai la jeune fille prise dans les flammes de l'immeuble au dernier étage... Ou plutôt non, tu joues le flic un peu méchant et tu me passeras les menottes, moi la délinquante rebelle placée en garde à vue... Ou mieux encore, refais-moi le coup du valet qui vient frapper à la porte de sa maîtresse, la riche baronne seulement vêtue de ses dessous en soie... Ça fait un bail que je ne l'ai pas vu, mon fidèle et endurant serviteur. » La nouveauté tant recherchée de nos jours ne se trouve pas nécessairement dans la multiplicité des aventures mais aussi dans la mise en valeur, chaque fois différente et renouvelée, du même corps que nous chérissons. Mettre en scène son désir, c'est s'offrir un espace de liberté et de confiance au sein de sa relation. C'est créer le terreau d'une bonne et longue vie de jouissance pleine et libératrice. Que ce soit une histoire qui dure depuis 24 heures, 24 ans, ou plus encore, il s'agit de renouveler les formes et les moyens d'entretenir le feu du désir et atteindre au plaisir.

Vous souvenez-vous de cette petite flamme en nous qui s'éveillait lors de nos badinages enfantins ? Les parties de cache-cache, les tourniquets, les déguisements dans la peau de nos super-héros préférés... Cette flamme ne demande qu'à briller à nouveau. Une simple étincelle et elle repart ! Je vous vois venir, ce n'est pas la taille de l'étincelle mais bien la qualité de cet allumage qui importe. Comment mettre en scène ce flamboiement ? Vais-je ralentir ou au contraire accélérer ? Quel rythme sera le plus juste, rapport à nos jeux érotiques ? Où en sommes-nous aujourd'hui ? Dans un remake de *Pulp Fiction* ou de *Match Point* ? La cadence est capitale. Les personnages aussi. Tous les jeux sont bons à jouer lorsqu'ils sont menés avec envie et conviction. Mais en dépit de tout le courage que vous puissiez y mettre, si vous la jouez Bruce Willis à la sauce Tarantino pendant qu'elle campe une superbe Scarlett Johansson au beau milieu de sa partition de Woody Allen, vous risquez de vous retrouver dans une impasse et de voir ainsi le jeu s'arrêter. Et pourtant, vous serez sûrement d'accord avec moi pour dire que les deux univers sont sublimes. Aussi, pour ne pas vous retrouver le bec dans l'eau, il est vivement conseillé d'énoncer clairement les règles du jeu. Du langage des mots au langage des corps, en passant par celui des arts, communiquez vos envies. Dites-le, chantez-le, écrivez-le, mais par pitié ne faites pas la carpe!

« On dirait que je suis la princesse et toi le corsaire... Tu m'as attachée au lit pour que je ne puisse pas m'enfuir, et maintenant tu vas me faire subir les pires sévices, grand méchant bandit... » Hop, hop, hop, pas si vite cocotte! Tu fais preuve d'une belle imagination (1 bon point), tu es courageuse de proposer ton scénario à ton partenaire (2ᵉ bon point), mais quelles sont les règles? Jusqu'où ton complice peut aller dans ce jeu-là? Peut-il te bander les yeux? User de son fouet? Ramener une servante pour participer à ta petite sauterie? Si vous voulez éviter que votre partie de jambes en l'air ne tourne au vinaigre, vous aller devoir décrire votre plan un peu plus précisément. *« Oui pour les attaches aux poignets, mais non pour celles aux chevilles. Oui pour les claques sur les fesses, mais si je te dis "Stop", je veux que tu arrêtes immédiatement... Oui pour l'ambiance à la bougie, mais non pour la cire chaude sur mon sexe! »* En bref, c'est bien de distribuer les cartes du jeu, mais c'est mieux si l'on connaît les règles. Vive la contrainte créative! La communication doit se faire dans les deux sens. Celui qui donne le coup de cravache a autant son mot à dire que celui qui le reçoit. Dans les deux cas, il s'agit d'agir en conscience, avec assurance. La jouissance est une délicatesse envers soi-même, elle demande de la lucidité. Et la lucidité est une composante essentielle du jeu sexuel.

Dire « oui » semble plus facile que dire « non ». Nous connaissons tous un(e) ami(e) qui n'a pas osé dire « non »!

Par pudeur, par peur ou pour ne pas blesser l'autre, nous nous laissons parfois entraîner, sans le vouloir, dans une relation non désirée. De nombreux exemples témoignent de situations abracadabrantes créées par des non-dits. En matière de sexualité joyeuse et riche, le déni est un poison. Pour une heure, un jour ou dix ans, le résultat de l'autocensure est toujours le même. Sans surprise, les émotions sont ternes, voire carrément désagréables. Quoi que vous fassiez, vous êtes «échec et mat». Car dans le jeu amoureux, il est crucial de savoir dire «non»: *«Non pas ici, pas maintenant, pas comme ça, pas tout à fait à cet endroit-là... Non, je ne coucherai pas avec toi pour récupérer mon portable ou pour obtenir une promotion! NON!»*

La sexualité est un jeu et la mise en scène du désir est la proposition d'une histoire à vivre. C'est faire surgir une émotion plus vive, plus intense et plus sensible. La générosité est de mise. Ainsi que l'honnêteté. Le vertige de l'amour sera proportionnellement aussi grandiose que le lâcher-prise aura été magistral. Plus vous donnez, plus vous recevrez. Plus vous offrez votre corps tout entier, votre langue, votre gorge, votre cambrure, votre membre... plus vous recevrez en sensations, plaisir et jouissance (leçon de philosophie romanti-cochonne n°1). Le corps étant lié directement à votre esprit, vous ne pouvez offrir l'un sans offrir l'autre. Il s'agit donc de se mettre à disposition dans l'intention de faire l'amour allègrement et intensément. L'autre n'est pas là pour vous juger, et vous n'êtes pas au lit pour faire une expertise de ses talents en la matière. Du doigté oui, de la langue aussi, mais du débat, non. Pas de comparaison embarrassante du genre «Oh! c'est marrant, ton manche est tout petit par rapport à celui de mon ex» ou alors : «Quand j'étais ado, je fantasmais à mort sur les gros seins… non mais ils sont bien, les tiens, même s'ils sont tout petits…» Vous voyez le malaise? La sexualité est une fête. Elle se passe volontiers des jugements. (Gardez ces derniers pour le bureau quand on vous demandera de juger des augmentations des prix de la bouffe entre 2015 et 2016.)

En revanche, ce que le sexe exige, c'est de l'esprit! Révéler son esprit fait partie du jeu, et c'est même fortement conseillé. Il y a de nombreuses et différentes façons d'être spirituel. L'humour est à tort souvent banni de la chambre à coucher, et les hommes ont parfois tendance à prendre le rire de leur partenaire pour une insulte. Mais aujourd'hui, je vous engage fermement à vous dérider si vous souhaitez prendre du plaisir! Poilez-vous, gondolez-vous, réjouissez-vous : le sexe est drôle et joyeux, c'est un puissant moteur de vie!

Toutefois, attention, l'humour n'est pas synonyme de laisser-aller. «Je me détends dans tes bras», ce n'est pas la même chose que «Je me laisse aller dans tes bras». Dans le premier cas, je suis actif, dans l'autre, je suis passif et j'impose à l'autre de me «supporter». L'abandon est une chose merveilleuse, c'est un vecteur de désir. Mais le laisser-aller est un affreux tue-l'amour. Aucun jeu n'est possible avec quelqu'un qui se laisse aller, apathique. Le jeu érotique demande de l'investissement. C'est l'apport de chacun qui va créer la matière utile à la mise en scène du désir. Ébattez-vous!

Éloge de la nudité

◆

Entre le désir profond de se dévoiler, de se montrer corps et âme, et le désir tout aussi profond de se préserver du jugement de l'autre, de s'épargner des angoisses, nous sommes pris dans un tremblement de terre de volontés contradictoires.

Se déshabiller, c'est se débarrasser de la folle charge émotive que nous mettons sur nos vêtements. Il suffit de faire l'expérience du naturisme, ne serait-ce qu'une fois dans sa vie, pour se rendre compte de l'aspect immensément social et moral de nos tailleurs, costards et autres accoutrements.

Or, si nos vêtements sont un « poids » pour nous, ils sont aussi, dans l'espace public, une façon se présenter au monde. L'avocat qui enfile sa robe témoigne instantanément de son métier. Idem pour l'infirmière, le pompier, la danseuse, etc.

Qu'en est-il dans la sphère privée ? Le soir venu, que reste-t-il de nous quand nous sommes tout nus ? Que racontent notre peau, nos plis, nos marques diverses ? La silhouette défeuillée laisse bon gré mal gré apparaître l'âme. Paradoxalement, le dévoilement permet enfin l'exposition de notre vraie nature. La nudité, dans sa générosité, convoque la grâce. Et c'est alors que nous nous apercevons que le mystère ne fait que commencer. Cachés sous nos écailles sont planqués nos sentiments, notre histoire, nos rêves, nos succès, nos défaites, notre vie. Tout reste à découvrir. À désirer.

« *La nudité c'est la vérité, c'est la beauté, c'est l'Art.* »

Isadora Duncan

Si nous voulons jouer avec notre sexualité, nous allons devoir jouer avec notre nudité. Et en accepter sa valeur, sa pureté, sa richesse.

> Le corps nu parle, mais pas nécessairement pour dire « Baise-moi ». La nudité n'est pas toujours sexuelle. Au contraire, elle montre aussi à voir la fragilité. Accepter d'être nu, c'est accepter d'être soi. Se déshabiller ou être déshabillé… Telle est la question ?

MACHOLAND : « LE CONDAMNÉ »

La première fois que je le vois, c'est lui qui m'accoste à la sortie d'un concert : *« Si vos chansons n'étaient pas si sexuellement excitantes, je pourrais vous programmer dans ce grand festival de musique… »* Pas d'allure mais un certain culot, le mec semble chercher quelque chose qui ressemble à une femme mais qui n'est pas une femme… Sa mère ? Il est plutôt grand, chauve, il parle avec cette nonchalance qu'ont les Parisiens qui croient tout savoir sur tout : lui « sait » ce que le public veut, lui « sait » ce que les maisons de disques vendent, lui « sait » ce qui marche et ce qui ne marche pas. Bref, monsieur « j'ai la science infuse » est planté devant moi et, pour le coup, il hésite entre être embarrassé ou être fasciné. Le temps qu'il réfléchisse, je le laisse mater mon cul tandis que je commande une coupe de champagne.

Nous voilà donc tous les deux accoudés au comptoir, il balbutie un compliment en ma faveur. Je l'ignore et lui lance : *« Et donc, de quoi as-tu peur en me programmant dans ton festival ? Que les gens se sentent tout à coup pris d'une envie terrible de faire l'amour ? Que les mecs aient la trique ? Que les femmes jouissent telles des bêtes sauvages dans la boue ?*

Dis-moi, petit garçon, le désir charnel te fait peur ? » Il sourit bêtement, comme un gamin pris au piège. Il veut continuer de rêver. Il me demande si je fais tout ce que je raconte dans mes chansons. Mais bien sûr, mon bichon, c'est quoi qui t'intéresse ? La partouze entendue dans « Monique et Robert » ? Le plan romantique de « Éros » ? Ou alors, tu as tout simplement besoin d'un « Dr Love » ? Je suis à deux doigts de le planter là.

« Personne ne choisit le dysfonctionnement, le conflit ou la douleur. Personne ne choisit la folie. Ceux-ci adviennent parce qu'il n'y a pas suffisamment de présence en vous pour dissoudre le passé, pas assez de lumière pour dissiper l'obscurité. Vous n'êtes pas totalement ici. Vous n'êtes pas encore tout à fait éveillé. Et, entre-temps, c'est le mental conditionné qui gère votre vie. »

Eckhart Tolle

Comme nous tous, notre pauvre programmateur cherche la lumière. Ironie du sort, cette dernière l'éblouit, et dès qu'elle apparaît, il se planque. Il flippe, le pépère. La télévision et la publicité nous enjoignent de suivre le troupeau d'une existence triste basée sur des besoins préfabriqués. Tant que le choix du plaisir n'aura pas été clairement fait, l'éveil ne pourra pas avoir lieu. Nous sommes conditionnés pour stagner dans une atmosphère morose, voire médiocre. Comment sortir de ce cercle vicieux ? Il faut être présent, de manière entière et affirmée. Si vous n'êtes que l'ombre de vous-même, si vos sensations sont inactives, si vos émotions sont étouffées, alors aucun bien-être n'est possible. Le plaisir naît dans un contexte d'affirmation et de présence. Vous avez besoin de vous révéler à vous-même. Votre personnalité doit s'exprimer librement, votre conscience doit s'allumer.

Notre petit soldat n'est peut-être pas bien fini, mais il a faim! Il s'est débrouillé pour obtenir mon numéro de téléphone et, quelques jours plus tard, le voilà qui m'invite à déjeuner. J'accorde toujours une dernière volonté au condamné... Je le retrouve donc dans le populaire 20ᵉ arrondissement, un jour du printemps. Sans surprise, il a du retard. Il déboule en s'excusant et m'emmène juste à côté de son boulot, dans une cantine sans grand tempérament. Je regrette déjà ma générosité à son égard. En l'observant me raconter ses «sérieuses» préoccupations d'ordre personnel ou professionnel, je repense à la phrase de Woody Allen : *«Je ne connais pas la question, mais je connais la réponse : le sexe.»* Est-ce que ce mec baise? C'est la question qui hante mon esprit? Et s'il baise, s'en amuse-t-il? Certainement pas... Notre société soi-disant moderne a jugé bon de cesser de badiner avec le sexe. Quelle grossière erreur! Comment prendre son pied en étant si sérieux? C'est tout bonnement impossible. Nous avons besoin de rire pour mettre à distance nos peurs, nos angoisses. Mais aussi parce que le rire nous place instantanément dans le moment présent, il nous ouvre les portes de notre sensualité.

À cet instant, la serveuse apporte les cafés. Maladroite, elle fait tomber une tasse sur le pantalon de mon rigide accompagnateur (je ne parle malheureusement pas de son engin entre les cuisses). J'éclate de rire! Lui pas. Dans les jours qui suivirent, je reçus plusieurs appels de lui en pleine nuit, sans jamais qu'il me laissât de messages vocaux. Non seulement il est triste mais en plus il est lâche. Y'a du boulot, coco!

Deuxième commandement

TU DIRAS STOP AU PRÊT-À-JOUIR

« La malbouffe ne tue pas d'un coup, ce n'est pas une rafale de mitraillette ! Ça vous enlève la vie petit à petit... »
Périco Légasse

Malbouffe–Mal-baise, même combat. Les chefs gastronomiques ne cessent de nous le répéter : nous devons réapprendre à manger si nous voulons éviter la mort à petit feu. Et si nous en faisions de même concernant la baise ? Et si nous réapprenions à avoir une sexualité jouissive ? Si nous retravaillions nos comportements sexuels, comme nous remettons en questions nos habitudes alimentaires ?

De la même façon que nous sommes de plus en plus nombreux à dire « stop » au prédigéré des supermarchés, disons « stop » au « prêt-à-jouir » des magazines ! Les plats tous faits et réchauffés ne conviennent ni dans un cas ni dans l'autre. La mort du goût est au bout du chemin de la malbouffe, comme le plaisir de celui de la mal-baise. Il est grand temps d'ouvrir les yeux sur les mensonges de l'industrie sexuelle, comme nous acceptons de le faire sur ceux de l'industrie alimentaire. Non, les fraises ne poussent pas en hiver, et non, les femmes ne jouissent pas en 1 minute 30 ! La vie sexuelle ne ressemble pas à celle que nous vendent les médias. Et elle n'est pas plus intense lorsqu'elle est entamée par toutes sortes de produits chimiques…

Les dégâts de l'alimentation fast-food sont les mêmes que ceux de l'ère du fast-sex. Nous consommons de plus en plus vite, de plus en plus mal, tout et n'importe quoi. Et en nous éloignant de la diversité au quotidien, nous nous éloignons du plaisir. La levrette du samedi soir est ennuyeuse quand elle est le seul point de repère érotique du couple dans la semaine. Sur ce point, je voudrais attirer l'attention du lecteur sur le fait que changer de partenaire comme de chaussettes n'implique pas que l'on soit dans un rapport à la diversité, surtout si l'on reproduit les mêmes gestes aux mêmes moments telle une litanie bien apprise et récitée sans passion. Il ne faut pas confondre diversité et consumérisme ! La diversité ne peut exister que lorsqu'il y a toute la chaîne de la sensualité qui est en marche : observation, appréhension, attente, approche, respiration, tâtonnement, dégustation… Ce qui est loin d'être le cas lors de la consommation rapide, qu'elle soit alimentaire ou sexuelle.

La diversité appelle l'inventivité, avec le temps comme matière première. Nous vivons une époque de tristesse sexuelle, et nous nous satisfaisons du tarif minimum syndical de la consommation rapide généralisée. Sortons de ce carcan ! Goûtons tout avec délicatesse et délectation.

Ne nous contentons pas de répéter mécaniquement des actions qui ne nous procurent plus de plaisir. Ne soyons pas accros, ne cherchons pas à tout prix à satisfaire le plus vite possible nos besoins physiques.

Rejetons la pulsion narcissique et entrons de plein corps dans la quête du désir nourri, chargé de fantasmes et d'intensité. Si la mal-baise c'est la mort, alors nous pouvons en déduire que la bonne baise c'est la vie !

Il est urgent de sortir du tourbillon infernal de la consommation sexuelle de masse. Nous devrions avoir honte de livrer les nouvelles générations dans la jungle d'une société aseptisée et sans désir.

Il nous faut absolument revoir les formes et le fond, et encore plus les intentions et l'envie. Nous fantasmions sur la conquête du monde, et nous voilà plus que jamais réduits à l'auto-contemplation de notre petit nombril, si possible tatoué et percé ! Tout ça dans l'indifférence générale et avec la complicité des médias, de la pub et de cette nouvelle planète insaisissable : le net. Le sexe est présent partout. Pas une image qui ne soit pas sexuée, version porno chic plus ou moins bon marché ! Paradoxalement, comme par magie, l'éducation sexuelle est sans conteste un des sujets qui reste le plus tabou dans notre société. Le sexe business oui, le sexe plaisir, non ! Mais enfin, de quoi parle-t-on lorsque l'on parle de jouissance ? Ce tour de passe-passe qui consiste à limiter le plaisir à la pénétration (vaginale ou anale, voire même les deux, puisque la mode est à la double pénétration) est insupportable. Comment avons-nous laissé l'expression de ce qui nous semblait le plus cher, le plaisir, se réduire ainsi ? L'orgasme ressemble à une carotte que la société nous brandit à tout va, pour mieux nous castrer. Mais la culture de la jouissance n'est-elle pas ailleurs que dans la course à la consommation ? En laissant le sexe être considéré comme un produit, nous perdons le plus précieux de nos trésors : le désir. Ce désir qui naît de ce qui est caché, mystérieux, de ce qui est différent de moi. Ce désir qui me saisit et qui met en jeu tout mon corps. Ce désir qui m'emporte. Ce désir qui conduit au lâcher prise, source de libération du corps et de l'esprit.

Notre société se perd en injonctions à jouir à tout va et à « tout vite », et il est temps de refuser cette course. L'orgasme ne se déclenche pas sur commande. Ce n'est pas un trophée. L'extase est un art de vivre. Même quand la jouissance n'est pas là, elle est spirituellement présente par l'attente, l'envie qu'elle suscite, l'excitation que sa venue prochaine provoque et la félicité dans laquelle elle nous laisse une fois qu'elle a été consommée. Le plaisir est affaire d'expérience, de recherche de la découverte. Il s'agit de réinventer le risque et l'aventure, contre la sécurité et le confort. Recréer le contexte érotique et la joie, contre la vacuité et la tristesse.

Je ne m'interroge pas sur l'existence du porno qui est préhistorique, je m'interroge sur notre rapport au porno, qui participe à la mode du prêt-à-jouir. J'observe le manque de curiosité. Je remarque l'amalgame qui s'est fait en quelques années seulement : le porno est devenu la réalité en matière de sexualité, le mode d'emploi de toute une génération de préado boutonneux et inexpérimentés qui le considère comme le Saint Graal. Il n'est plus une petite récréation pour amateurs d'interdits… Il est, via Internet, devenu gratuit, facile d'accès et omniprésent, consommé généreusement par nos ados. Le

X nouvelle génération a remplacé le célèbre : «Comment fait-on des bébés?» demandé timidement à maman et papa, par : «Partouze dans une cave avec sodomie et éjaculation faciale?», pianoté avidement sur le clavier de l'ordinateur familial. Cherchez l'erreur?

Vous pouvez vous branler des heures durant sur votre canapé, cela ne vous rendra pas plus intelligent érotiquement parlant, et surtout cela ne vous apportera jamais la réponse à la question du plaisir. Car la réponse ne se trouve pas dans le porno. Le X c'est direct, mécanique, ça soulage. Point barre. Point final. Faire usage de la pornographie sans avoir l'expérience d'une sexualité pleine et nourrie, ce serait un peu comme réciter de la poésie, sans avoir appris à lire ou sans connaître le sens des mots. Alors débranchez YouPorn en intraveineuse et éduquez-vous. Vous verrez, c'est bien meilleur!

Pour arpenter les chemins de l'extase, il faut en passer par les étapes du désir, de l'envie, de l'attente, de la séduction et de la galanterie. Dire stop au prêt-à-jouir c'est prendre le sexe pour ce qu'il est vraiment : une rencontre extraordinaire à plusieurs étages. C'est aller respirer les effluves des identités, des histoires, des cultures et des mythes. La jouissance n'est pas un gros mot, c'est un grand mot! Un mot immensément riche et puissant. Jouir, c'est savoir apprécier un moment de grâce. Cela exige de la patience et de l'attention. Le fast-sex, it's so 2015. Choisissons le slow-sex! Celui qui permet à l'esprit de s'élever et au corps de s'offrir pleinement. En sortant de l'impasse «gymnastique pornographique», nous pouvons retrouver le mystère et la sublimation.

Rendons-nous compte que la sexualité, lorsqu'elle est nourrie et créative, englobe d'autres plaisirs que les plaisirs strictement sexuels. Entre hommes et femmes se tisse autre chose que l'échange charnel. Les satisfactions du désir sont multiples : la connivence intellectuelle, l'humour, les gestes tendres, la complicité… Nous devons à tout prix changer notre regard sur l'expérience sexuelle que convoque la rencontre entre deux êtres (ou plus). Recherchons un regard neuf, curieux. Dans le domaine de la sexualité aujourd'hui, imiter fait office de standard. Et malheureusement, cela nous coupe complètement du réel et de notre ressenti. Le sexe est affaire de création. Lorsque vous imitez ce que vous avez vu à la télé ou dans un magazine, vous vous empêchez de trouver le chemin du plaisir. Au lieu de ça, vous surfez sur une pâle copie de la joie. Jusqu'à quand ? Jusqu'où allez-vous continuer à faire semblant ? À imiter l'extase ? N'est-il pas plus bandant de la vivre réellement cette jouissance ? N'est-il pas plus excitant de plonger dans les profondeurs de l'inconnu ? Ce n'est qu'à ce prix-là que vous découvrirez ce que veut dire pour vous : JOUIR.

Débarrassez-vous de votre carapace inutile. Maintenant que le prêt-à-jouir fait partie du passé, je crois que vous êtes enfin prêt à connaître la grande vie. Écoutez-vous et goûtez tout. Si vous aimez, vous pouvez en reprendre (attention quand même à l'indigestion), et si vous n'aimez pas vous le saurez pour la prochaine fois. La jouissance naît du désir, lui-même étant nourri par les fantasmes. Sachez être à votre écoute : le désir n'est jamais figé, il est toujours en mouvement, il se danse. C'est un tango, une buleria, un slow, une java, une valse. Il prend plusieurs allures au fil des jours et son langage est celui des sens. Choisissez les bons ingrédients ! Un désir qui se porte bien est signe d'une relation jouissive évolutive.

La pute ou la voilée ?
◆

« Une femme qui a un amant est un ange, une femme qui a deux amants est un monstre, une femme qui a trois amants est une femme. »
Victor Hugo

Entre se calquer sur l'imagerie porno ou prendre le chemin de l'uniforme vestimentaire, qu'il soit religieux ou identitaire, n'y a-t-il pas une palette immense de possibilités et de créativité ?

Je suis en colère quand je discute avec une adolescente qui m'explique qu'elle camoufle son corps et refuse consciemment tous les codes de sa féminité, dans l'espoir de ne pas entrer en conflit avec les garçons, ou avec ses propres désirs de femme. De même que je me sens insultée quand j'entends le discours d'une femme qui compare la séduction à une invitation à la prostitution.

Quelles possibilités avons-nous vraiment ? La pute ou la voilée ? N'avons-nous pas d'autres choix ? Sont-ce là les deux seules destinées envisageables pour les jeunes filles ? Je me refuse à le croire.

De tout temps, les angoisses liées à l'amour et au désir ont existé. Cela ne justifie pas pour autant une telle sclérose des comportements filles-garçons. Et même si le porno joue un rôle douteux dans l'affirmation des jeunes, leurs comportements désorientés et violents ne peuvent pas être le seul fait des films X.

Devant les possibilités infinies de choix de vie qu'ont les femmes aujourd'hui, elles n'en sont pas franchement plus heureuses et elles semblent même s'être retranchées dans une autre forme de religion : les diktats du bien-être et du bien-vivre. Natacha Polony résume ainsi la situation : « L'illusion de la liberté constitue la plus vaste des prisons. »

Il est urgent de rétablir les pleins pouvoirs de la femme sur elle-même. Car, en le faisant, nous réservons le même sort à l'homme, tant leurs destins sont liés. Les jeunes filles doivent pouvoir retrouver un œil critique, une liberté de penser et d'agir. « Ni pute ni voilée », comme un appel à un élan féministe qui ne se définirait pas en comparaison avec l'homme mais qui se comporterait comme un mouvement humaniste : la Femme, un Homme comme les autres. Elle doit abandonner ses peurs : celle d'être jugée, comparée, d'être moins compétente ou moins belle… Et si son salut résidait dans sa capacité à accepter son caractère unique et irremplaçable ? Elle n'est ni la femme-objet ni la femme cachée. Elle est la Femme. Une parmi les autres Hommes, avec un destin à construire.

« *Toutes des salopes, sauf moi… donc, je ne suis pas une femme, donc ma misogynie me protège contre l'identification à une catégorie dénigrée.* »

Danièle Kergoat

Rivalité féminine, quand tu nous tiens…

Il y a chez les femmes cette fantaisie qui consiste à ne pouvoir envisager la solidarité féminine que dans une forme caractérisée de jalousie suspicieuse. Sommes-nous à ce point ancrées dans un rapport de rivalité ? Pourquoi cet impossible regroupement de la gent féminine ? Quand est-ce que les filles se considéreront comme des sœurs, reprenant ainsi à leur compte l'un des oubliés de la République : la fraternité ? Obnubilées que nous sommes par l'égalité, nous en oublions le pouvoir de la solidarité et du collectif. Dans un monde régi par les lois du nombrilisme, du chacun pour soi et de l'autosuffisance, il n'est pas difficile d'entrevoir le piège qui nous est tendu : si nous passons notre temps à nous regarder, nous ne l'utilisons pas à nous construire, ni de manière intime ni de manière sociale ou politique. En se maintenant ainsi

> dans un ego-trip narcissique moderne, les femmes deviennent incapables de se fédérer entre elles. Ignorantes qu'elles sont de leurs capacités, elles passent à côté de la possibilité de créer une puissance féminine qui défende autre chose que la baby-shower ou le mascara triple volume. La femme d'aujourd'hui a toutes les raisons de vouloir conquérir le monde ! Alors, qu'est-ce qui la retient ? Cessons de nous mettre en rivalité avec nos sœurs et emparons-nous de notre destin !

MACHOLAND : LA LETTRE
ಲ

Il y a peu de temps, j'ai reçu dans ma boîte aux lettres une enveloppe qui contenait une convocation au commissariat de police de mon quartier. En me rendant à l'adresse indiquée, j'ai sagement montré ma petite feuille tamponnée précisant mon nom ainsi que mon adresse, curieuse de découvrir le motif de ce rendez-vous impromptu. Après un bref coup d'œil à ma fiche, l'inspecteur s'avance vers moi. À sa démarche, je vois qu'il est bien décidé à en découdre. Monsieur le policier prend sa respiration, puis il me lit distinctement les lignes suivantes : « *Mlle Palombe Julia, vous êtes ici car une main courante a été déposée contre vous par votre voisine du dessus, pour la raison suivante : vous réalisez bruyamment vos fantasmes sexuels la nuit.* » Moi : « *Pardon ? Mais dans quelle époque vit-on et sur quelle planète suis-je ? Depuis quand est-il interdit de jouir ? Qu'est-ce que c'est que cette histoire de « fantasmes sexuels » ? Et pourquoi* est-ce moi qui suis la représentante légale de nos cris de jouissance conjoints avec mon cher amant ? Est-il légitime que cette plainte ait été rédigée et acceptée telle quelle par vos collègues ? » Comme je parlais un peu fort et que les gardiens de la paix sont des gens timides (contrairement aux apparences), mon bon flic me proposa d'aller discuter de cela dans une pièce isolée, loin du hall d'entrée. Le hasard – comique de la situation – fit qu'entre le moment où ma voisine avait déposé une main courante contre moi et le moment où je me pointai au commissariat, j'étais tombé enceinte. Moi et mon ventre de 6 mois, fidèle à ma réputation – perchée sur mes petits escarpins, moulée dans une robe léopard – je suivis monsieur le policier dans les couloirs du commissariat...

« Si le sexe et la créativité sont souvent considérés par les dictateurs comme des activités subversives, c'est parce qu'ils font prendre conscience que vous possédez votre propre corps – et par là même, votre propre voix. C'est la vision la plus révolutionnaire qui soit. »
Erica Jong

Il semble que mon policier ne se sentit pas très à l'aise en tête à tête avec moi. Pour tenter de faire le poids, il appela un collègue à nous rejoindre. Puis un autre, et encore un autre... Bref, je vous passe les détails, au bout d'un moment, de fil en aiguille, je me suis retrouvée assise au milieu de cinq grands gaillards, à porter la bonne parole du sexe beau drôle et intelligent ! Comme quoi, il ne faut jamais désespérer...

Troisième commandement

Tu chasseras la jalousie maladive et la possession excessive

> *« Je veux t'aimer sans m'agripper,*
> *T'apprécier sans te juger,*
> *Te rejoindre sans t'envahir,*
> *T'inviter sans insistance,*
> *Te laisser sans culpabilité,*
> *Te critiquer sans te blâmer,*
> *T'aider sans te diminuer,*
> *Si tu veux m'accorder la même chose, alors nous pourrons nous rencontrer et nous enrichir l'un l'autre. »*
>
> Virginia Satir

S'affranchir de la jalousie et de la possession, c'est oser affronter les véritables enjeux de l'amour qui se cachent derrière ces deux sorcières maléfiques. Car au-delà de la jalousie et de la possession moisissent des sentiments inavouables telles que la peur et l'envie.

Aussi, chasser ces deux démones, c'est affronter son moi profond, dans sa partie la plus vulnérable. L'angoisse ou le manque de confiance en soi nous semblent parfois tellement puissants qu'ils nous empêchent de mener le combat à son terme. Mais si nous dépassons nos limites et que nous fournissons l'énergie nécessaire pour briser notre carapace, alors nous parvenons à être en accord avec notre moi profond. Ce qui est étrange, c'est que nous avons tendance à penser que le chemin pour parvenir à la libération c'est le conformisme : se ranger, vivre confortablement avec une famille, un chien, un « bon » travail, bref se retirer du monde... Alors qu'en réalité, un des moyens les plus efficaces pour se débarrasser de nos peurs les plus enfouies, c'est de chasser la possession et la jalousie de nos vies. Et de vivre libre. Réellement libre. Ce qui ne veut pas dire « être à la dérive » ou « être avec n'importe qui » ou « faire n'importe quoi ». Cela veut seulement dire agir en pleine conscience.

La joie et le sexe ne sont pas des sensations « euphoriques », ce sont des états complexes et difficiles, c'est même ce qui rend la quête fascinante et louable.

Dans un monde sain et responsable, plaisirs et découvertes seraient les maîtres mots des relations hommes-femmes. Les uns et les autres seraient curieux et excités par le défi que propose la différence, et ils seraient conscients de s'inscrire dans une histoire à la fois intime et sociale. La jouissance serait créative, et le temps serait un atout pour développer le langage propre au couple (trouple, et plus si affinités). Le manque et l'ennui ne seraient pas bannis mais au contraire considérés à leur juste valeur, comme des occasions merveilleuses de mettre en scène son désir. Le mystère serait nourri par la seule foi en la découverte de plaisirs nouveaux. La sexualité serait la joie profonde en plusieurs actes d'une pièce qui durerait toute la vie, puisque par définition la quête du désir est infinie.

Mais voilà, nous vivons dans un monde où les hommes et les femmes sont maintenus au stade de la layette par une société infantilisante et castratrice ! Dans ces conditions, aucune libération n'est possible. Et les deux « sorcières maléfiques » s'en frottent les mains ! Elles sont là pour veiller sur notre déchéance. « Sœur Jalousie » et « Sœur Possession » nous pourrissent la vie, et nous nous laissons empoisonner par leurs potions malsaines. Elles injectent de l'acide dans nos cœurs et de la brume dans nos têtes. Sous couvert de bosser pour « Dieu bien-pensant » (le seul, le vrai, l'unique, le grand, le fort, le Tout-Puissant), elles nous empêchent en réalité de découvrir l'amour véritable. L'amour qui n'a pas peur. L'amour qui fait confiance au hasard. Celui qui existe par lui-même, simplement et intensément. Celui qui n'a d'autre alibi que lui-même. Celui qui embrasse d'un même baiser l'être aimé et l'existence tout entière. Qui ne craint ni le silence de l'absence ni le vacarme des cris de jouissance. Léger comme une respiration, puissant comme un ouragan, raccroché à rien si ce n'est au souffle de la vie. Voilà le grand Amour !

L'amour est une expérience de vérité sur le « nous », vibrante et mouvante. Cette quête ne peut s'accommoder de la jalousie et de la possessivité, qui sont toutes les deux hors sujet dans cette nouvelle dimension libératrice et jouissive de l'existence. Ce sont des freins inutiles et très contraignants qui ne prouvent qu'une seule chose : que les sentiments ne sont pas aussi grands qu'ils y paraissent. Seul l'égoïsme surdimensionné peut faire naître le besoin de contrôler l'autre. La notion même de contrôle est opposée à la notion de « relation libre ». Tu ne peux pas à la fois aimer quelqu'un et vouloir contrôler ses moindres faits et gestes. Cela ne s'appelle pas de l'amour, cela s'appelle de la domination, et je vous renvoie au 1er commandement (cela ne peut se faire que si les deux participants savent qu'ils jouent, sont consentants et connaissent les règles du jeu).

Le dépassement de soi passe par le lâcher-prise sur l'autre. Accepter que l'être désiré puisse aller et venir à sa guise, qu'il puisse se nourrir de ses propres rencontres, cela demande certes un effort considérable. Mais de cet effort naît une si grande joie! Le sentiment de liberté envahira tout votre être dès lors que vous accepterez d'aimer l'autre même quand il n'est pas avec vous et quoi qu'il décide de faire durant votre absence.

L'amour n'est pas une drogue, l'amour est une vague.

Ce sont à de petits détails de langage que je vous invite à faire attention. Par exemple, il y a une différence entre « *Je me languis de toi* » et « *Tu me manques* ». Dans la première phrase, on ressent une sensation douce, naturelle, il y a de la sublimation dans l'air. Dans la seconde proposition, les mots indiquent la dépendance, ça sonne différemment au cœur. Le manque est une sensation désagréable pour celui qui le vit et celui qui le reçoit, de plus, cela nous coupe du réel et de l'espace-temps. Aussi je vous invite à vous écouter et à essayer petit à petit de nourrir des sentiments sains et lumineux. Cela vous aidera beaucoup dans votre démarche de libération. Nos deux exemples : « *Je me languis de toi* » et « *Tu me manques* », n'ont pas les mêmes répercussions sur soi ni sur notre relation. La première expression marque un attachement, mais n'emprisonne pas. La seconde tend à paralyser, car elle crée un chantage affectif : « *Si je te manque, c'est que sans moi tu n'es pas complet et que donc je me dois de revenir auprès de toi pour te compléter.* » Or, dans une relation saine, l'un et l'autre des partenaires sont deux êtres à part entière, libres et égaux. C'est au prix de cette liberté que les personnes impliquées dans la relation amoureuse pourront continuer à se nourrir l'un l'autre et évoluer. Sans cela, le couple risque d'imploser, à force d'être l'un sur l'autre (mais pas dans le bon sens du terme…).

Si l'autre s'amuse sans vous, c'est bon signe. C'est qu'il sait le faire ! Il n'a pas « besoin » de vous. Ce qui rend son retour auprès de vous assez jouissif, vous ne trouvez pas ? Voilà un être qui est libre de revenir ou pas dans votre lit, et qui décide de revenir quand même. Non pas qu'il soit « dépendant » de vous, mais il vous « préfère ». Voilà un terme délicieux qui prend tout son sens lorsque les deux sorcières ont enfin foutu le camp… Vous êtes son ou sa « préféré(e) » ! Ça fait chaud au cœur n'est-ce pas ? Et si vous souhaitez le rester, c'est une nouvelle dimension qui s'offre à vous. Il va falloir déployer tous vos charmes. Mais avouez que c'est quand même plus bandant que d'être son « officiel(le) »…

On possède un chalet à la montagne, une planche de surf, un compte en banque, mais on ne possède pas un être humain. C'est un fait. Et il serait temps de le prendre en compte. Si vous ne vous y faites pas, achetez donc un robot sexuel, il paraît que les Chinois en fabriquent de très bien ! Ou alors payez-vous une poupée gonflable ! Mais dans tous les cas, arrêtez de vouloir posséder l'être aimé. Ce qui vous a séduit chez l'autre, c'était son indépendance, respectez-la à présent que vous dites éprouver de l'amour pour votre partenaire. Ce qui vous plaît chez lui, c'est qu'il soit musicien, arrêtez de lui demander qu'il arrête ses tournées. *Il faut choisir son partenaire de façon à ce qu'il n'y ait pas de différence sévère entre ce que l'on veut et ce que l'on a* » (Extrait de ma chanson « Les gorilles »). Posséder l'autre n'a aucun sens, si ce n'est dans le jeu érotique. La possession est un très mauvais terreau pour le couple. Rien de bon ne peut fleurir, la possession n'est pas fertile ! Celui qui est « possédé » devient nerveux, coupable, il se sent envahi et parvient de moins en moins à s'affirmer. À l'opposé, celui qui possède devient exaspéré par ce comportement infantile (et pour cause). C'est donc un cercle vicieux de mauvais sentiments qui ne mène à rien de bien brillant.

L'éclat de votre couple viendra de la non-jalousie et de la non-possession. C'est parce que les deux parties seront libres qu'elles seront d'autant plus unies lorsqu'elles seront ensemble. Toutes deux, au meilleur de leur être, formeront une union sacrée. C'est la possibilité de partir qui donne de la valeur au fait de rester. C'est parce que je pourrais être avec n'importe qui d'autre que d'être avec toi devient une chose éminemment importante. Si je suis « emprisonné » dans mon couple, il n'y a aucun mérite à ce que je reste auprès de mon partenaire, pour la bonne raison que j'y suis en fait obligé. Si l'amour n'est plus option, cela devient un carcan.

Je crois pertinemment que la liberté au sein du couple est une des premières pierres à l'édifice d'une relation jouissive et évolutive. Vous avez besoin de la totalité de votre être pour parvenir à atteindre le degré maximum de joie et de plaisir. Ne vous amputez pas d'une partie de votre énergie sous prétexte que vous voulez « garder » l'autre auprès de vous. C'est de l'énergie gâchée. Si l'autre veut partir, il partira, et vos crises de jalousie ne feront que précipiter son départ. Le jeu n'en vaut pas la chandelle. Pas pour cette fois…

Mais si vous tenez à posséder, alors possédez le monde entier ! Oui, tous les Hommes, les terres, les fleurs, les chemins, les rivières… Faites Un avec cet univers et ses habitants. Ils feront de même avec vous. Et là, il n'y aura plus de guerre d'ego, il y aura seulement une respiration infinie. Un élan de vie à réinventer chaque jour…

« DE L'INFIDÉLITÉ »
◆

Si seulement les Hommes étaient moins obsédés par cette affaire de fidélité, peut-être pourrions-nous y voir plus clair en matière de sentiments amoureux. Au lieu de ça, nous assistons péniblement au déclin des relations intimes, pour cause grave « d'écart », avec lesquels il est de bon ton d'être impardonnable.

Quel est ce mal qui ronge l'être jusqu'aux os ? De quel martyre souffrons-nous ? Quelle est la terrible faute commise pour déclencher une telle avalanche de miséricorde ? L'autre a pris du plaisir avec un tiers. Tels sont les faits. Autrement dit, l'autre ne doit prendre du plaisir qu'avec moi, et nous ne devons jouir qu'avec l'être avec lequel nous vivons, c'est la règle implicite à tout engagement à deux. En suivant cette logique, si l'autre est heureux, c'est « grâce à nous ». Bien sûr, s'il ou elle est malheureux, on trouvera tout un tas d'excuses plus ou moins foireuses (le boulot, le stress, les enfants, la ménopause, le caractère) pour se dédouaner de toute responsabilité.

Comment vivre toute une vie en ayant comme unique source de bonheur son seul partenaire ? N'est-ce pas terriblement réducteur, castrateur, stalinien, d'être soumis à cette loi culpabilisante et angoissante pour tous ? À partir de quel moment sommes-nous déclarés « infidèle » ? Un regard, une main posée sur une épaule, un drink, une pipe ? Et si je prends du plaisir autre que sexuel, comme partager un bon verre de vin, suis-je infidèle ? Où commence le plaisir ? Où commence l'infidélité ?

Lors de nos derniers souffles de vie, ce sont toujours les mêmes mots qui reviennent : *« Je n'ai pas réalisé mes rêves »*, *« Je ne me suis pas épanouie comme je le souhaitais profondément »*. Jamais nous entendons *« je regrette d'avoir trop baisé »*, ou encore *« Si seulement j'avais eu moins d'orgasmes »*.

> Alors, peut-être serait-il temps que nous acceptions d'être fidèle, non pas à l'autre mais à soi ? Soyons obsédé par l'idée d'être sincère avec notre « moi intérieur », nos envies, notre quête… Et la paix (intime et sociale) suivra.
> Fidèle oui, mais à personne d'autre qu'à soi.

MACHOLAND : Deux en un

Allongée sur ma serviette, la tête renversée, je l'aperçois. L'eau de la douche ruisselle sur son corps, sa bouche charnue croque dans une pêche mouillée. Pincez-moi, je rêve ! Je me frotte les yeux, me retourne ventre à terre et projette à nouveau mon regard de rapace vers lui. La plage est déserte. Je regarde l'homme. Ses épaules de nageur sont irrésistibles, ses cheveux mi-longs lui reviennent sauvagement sur le front. J'ai envie de me branler. Soudain, l'improbable se produit : un deuxième homme se glisse sous le jet d'eau. Sa copie conforme. L'espace d'un instant, je crois être aveuglé par les reflets de l'eau. Mais je ne vois pas double, ils sont bien deux. De magnifiques jumeaux de quarante ans, qui s'en vont vers leur rafiot…

Sans réfléchir je me lève comme un zombie et me dirige vers eux, couverte seulement d'un monokini laissant nue ma poitrine arrogante et bronzée. Je pénètre dans l'eau salée d'un trait. À demi enfoncée dans les flots, je nage autour de leur petit bateau à voile, tel un requin affamé.

Le soleil n'est pas levé depuis longtemps, mais déjà il tape fort sur nous. L'un d'eux m'aperçoit en premier : *« Je ne savais pas qu'il y avait de si jolies sirènes par ici ? »* Moi : *« Je ne savais pas qu'il y avait de si beaux matelots… »* *« Tu viens avec nous ? »* me demande son frère. Je ne suis pas seule, ma mère est là avec son compagnon, de l'autre côté de la dune de sable. Je ne peux décemment pas quitter la rive avec deux inconnus. Je leur donne rendez-vous au même endroit à 17h.

J'ai emprunté la voiture de ma grand-mère pour me rendre au rendez-vous. Ils sont là, sourire aux lèvres. Nous traçons un sillon dans l'océan. En pleine fleur de l'âge, ils ont la bandaison décontractée. Leurs queues sont vives, tendues comme des arcs. Tour à tour, ils tirent leurs flèches dans les recoins de mes grottes sauvages. Cris. Soleil. Ciel bleu.

« On n'obtient un accès amoureux à l'autre qu'en étant accepté soi-même comme moyen de paiement. […] Envisager l'amour comme pratique implique de prendre au sérieux l'idée de don de soi. »

Michel Bozon

Sérieuse dans ma pratique (sur les bons conseils de tonton Michel !), je donne de ma personne… En retours approbateurs, je reçois les bons soins de mes amants. Dans cette triangulaire salée se joue – de fait – l'amour dénué de jalousie et de possessivité. Le « deux », sujet à toutes les emprises hystériques, n'existe pas dans notre coquille de bois, puisqu'il a été écarté dès le départ au profit du « trois ». Sensualité sauvage sans domination. Sujets désirants et désirés, libres.

J'observe mes deux marins insouciants et virils. Je me demande quelles sont leurs vies jusqu'à moi. Est-ce la première fois qu'ils le font ensemble avec une tierce personne ? La chose paraît à la fois nouvelle et naturelle. Je vois leurs regards se croiser parfois. Il n'y a pas de gêne. Ils sont à la fois seuls avec moi, et ensemble. Il n' y a pas d'ego. Ils veulent chacun me posséder, mais sont désireux que l'autre aussi me possède à son tour. Il n'y a pas de supériorité masculine. Je suis, pour eux, un Homme comme les autres. Pourquoi cela paraît si simple à trois, alors que c'est parfois si compliqué à deux ? C'est élégant, aérien, vertueux. Comme si le bouleversement – passer du couple ou trouple – avait ajouté un supplément de conscience et de sensibilité entre nous. Humainement, peut-être sommes-nous plus intéressants lorsque nous sommes mis en danger, en terrain inconnu ? Pendant que je divague, ils me vénèrent et me hissent au sommet de mes jouissances. L'amour est une symphonie. Nous jouons nos partitions, avec pour seul souci celui de créer un ensemble céleste. Bourdonnements, saccades, bruissements, silences. Nous baisons en pleine mer sans retenue. Excitation. Gazouillis. Volte-face.

L'expérience du « trois » nous enseigne le don de soi et nous fait entrevoir les limites inutiles que nous posons au « deux ». Soyons en couple comme nous le sommes dans les sentiers nouveaux : défricheurs, chasseurs, curieux !

Finissons-en avec le cliché du « toi et moi pour toujours », qui éclôt sur une sorte d'amour-prison inacceptable. Pour que le couple respire, il a besoin d'être au grand air. Prenez le large ! Quel que soit le nombre de passagers à bord de votre radeau amoureux, interrogez vos désirs avec ardeur.

En rentrant sur la terre ferme, ils ont attendu que je démarre ma voiture pour me lancer des « ciao Bella » enjoués, à travers ma vitre baissée…

Quatrième commandement

Tu combattras sans relâche la monotonie

> *« Rien de grand ne se fit jamais sans enthousiasme »*
> Voltaire

Il est urgent de retrouver le plaisir ! Élevons l'intelligence érotique au rang des bonnes manières, au même titre que la culture générale ou les mathématiques. Prenons l'art de la mise en scène du désir comme chemin de l'existence et faisons de l'éducation sensuelle une priorité pour tous. Osons construire la cathédrale de notre désir, avec comme piliers la créativité, la sensualité, l'humour et la joie profonde. Vivons une jouissance pleine, vraie, intime et partagée avec un appétit de vie sans cesse réinventé. L'orgasme télécommandé ressemble à une carotte que la société nous brandit à tout va, pour mieux nous anéantir. La culture du plaisir déteste la monotonie. Non au sexe McDonald !

Dans ce monde qui se veut moderne, notre sexualité est d'une platitude déprimante et formatée. Donnons-nous les moyens de sortir de notre « zone de confort ». Arrêtons d'avoir peur. Disons stop à l'uniformisation ! Rien ne vous oblige à suivre la marche funèbre de la lassitude amoureuse... Soyez des artistes, des conquérants ! Ne cédez pas à la fainéantise, à la routine, à l'indécision ou à la déprime. Ne soyez pas dans la mollesse. Au contraire, cultivez votre enthousiasme. Soyez fier, amoureux, admirateur, inspiré ! Osez inventer des mots chaque jour pour décrire la joie de vous réveiller aux côtés de l'être aimé. Regardez l'autre avec un œil neuf chaque matin, laissez-lui la possibilité de vous surprendre. Offrez-vous le plaisir de redécouvrir sans cesse ce(tte) bel(le) inconnu(e) à vos côtés... Voyez en vous et en l'autre, l'infini, l'horizon. L'intimité charnelle est votre dernier espace de liberté. C'est vous qui faites la loi. Je vous rassure, personne ne viendra vous mettre en prison si vous être trop joyeux au sein de votre couple ! Vous avez le droit de jouir pleinement et vous en avez même le devoir. Vous pouvez décider aujourd'hui de chasser l'ennui de votre maison et de vivre une sexualité évolutive et créative. C'est vous la patronne/le patron de votre plaisir. C'est vous qui avez le ticket de votre liberté.

Pour commencer, si l'on veut vaincre la monotonie, il faut dire stop à la phobie hygiénique de notre génération malade ! Car voir toujours le même corps lisse, rasé, désinfecté, « chirurgicalisé », c'est d'un fol ennui. À moins que vous ayez l'idée de vous transformer en robot (bon courage !), vous n'avez aucune raison de mettre toute votre énergie à tenter de gommer ce qui fait votre spécificité : votre odeur, vos poils, le goût de votre sexe. Si, comme je le crois, vous aspirez à une vie sexuelle pleine d'entrain, alors il y a une phase d'acceptation de soi qui est inévitable. Et cela passe nécessairement par l'acceptation de vos fluides sexuels et de tout ce qui émane de votre corps. Car dans le même sac, il y a les poils et les odeurs mais aussi les phéromones. Ces merveilleux petits messages sensuels que votre corps envoie aux autres. Ces espèces de SMS chimiques vont de vous à votre partenaire avec des effets attractifs et sexuels garantis ! Autrement dit, si vous coupez vos poils, vous coupez toute la chaîne de communication sensorielle avec l'autre, et vous bloquez l'attrait. Avouez que c'est un comble : vous avez en votre possession, naturellement, tout ce dont vous avez besoin pour vivre une expérience sexuelle fusionnelle, et vous gâchez tout en vous aspergeant démesurément de déodorants ou de Chanel N°5 ! Le problème c'est que vous risquez de passer à côté d'une rencontre si vous continuez de jouer la carte de l'hygiénisme excessif et uniformisant. Ne cachez pas votre véritable nature sous un ramassis de produits coûteux. N'étouffez pas vos phéromones qui sont votre salut en matière de vie sexuelle diversifiée.

Il est urgent de fuir comme la peste la morosité. Ceux qui sombrent dans la grisaille sexuelle n'ont aucun mérite, ils ne font que se laisser aller à la fadeur ambiante. Au contraire, entretenez l'émerveillement. Ainsi les portes du plaisir et de la sexualité évolutive vous seront ouvertes éternellement.

Aujourd'hui, l'art de la séduction et de la galanterie est soumis à rude épreuve, étant donné que la séduction féminine est comparée à la prostitution, et la galanterie masculine à une forme de machisme exécrable. Ce contre quoi, inutile de tergiverser, je m'offusque absolument. Je suis fondamentalement persuadée que l'homme et la femme auraient tout à gagner à développer leurs spécificités plutôt que de tendre à se ressembler. L'effacement des différences entre les sexes que l'on observe aujourd'hui appauvrit et attriste nos relations hommes-femmes. Ces différences sont en réalité les bases de toute communication intelligente entre les individus. Le règne de la pseudo-authenticité qui a écarté le mystère de nos relations est un grave non-sens de notre siècle. Quoi de plus absurde que de vouloir tout se dire avec le maximum de normalité et de transparence ? Qui a envie d'une relation « normale » ? À part François Hollande, bien sûr...

Séduire, c'est jouer et apprécier la compagnie de l'autre. Séduire fait partie du plaisir de l'échange. Séduire, c'est aimer le défi que suppose toute relation avec un être par définition différent de soi. Séduire, c'est aimer le mystère, le fantasme et le non-dit (Attention, je ne parle pas de passer outre le consentement !) Car tout se joue entre les lignes dans l'art de la séduction. C'est l'objet même de la malice : jouir de ce qui ne se dit pas. C'est en ça que la séduction est érotique, car elle fait appel à l'imaginaire, au fantasme. Et dans l'utopie, tout est permis ! Certains comportements pourraient être choquants dans la réalité et deviennent des leviers sensuels dans l'imaginaire. L'art de la séduction est l'instrument essentiel d'une sexualité variée.

L'homme galant est ce chevalier en voie de disparition. Cet homme qui vous ouvre la porte avant que vous ne sortiez de la voiture, celui qui vous abrite sous son parapluie avant même que la première goutte d'eau ne soit tombée sur votre chevelure. La galanterie est une qualité de premier ordre pour quiconque cherche à jouir pleinement des plaisirs de la vie. C'est une délicatesse indispensable aux hommes virils et conquérants. C'est l'atout de charme qui transforme une existence morne en une grande destinée remplie d'allégresse et de lumière.

Il faut un certain talent pour maîtriser l'art de la séduction et de la galanterie. Mais, comme disait Jaques Brel, « le talent c'est du travail. » Contrairement à ce que racontent les magazines féminins, la séduction n'est pas affaire de bougie parfumée au coin du lit, ou de sous-vêtements sexy une fois l'an pour cette fête marchande qu'est la Saint-Valentin ! La séduction s'acquiert dans la retenue, l'élégance. Ne dites pas tout, ne donnez pas tout. Laissez votre partenaire venir vers vous, jouer avec elle ou lui, comme dans une partie de cache-cache. Attention, il ne s'agit pas de créer de la confusion mais bel et bien d'être dans un jeu. Soyez précis dans vos élans, audacieux dans vos propositions. Il est primordial de faire la différence entre « *Je suis dans le flou, la confusion* » (et là il vaut mieux prendre le temps de réfléchir avant de s'engager ou de poursuivre la relation) et « *Je suis dans le risque, j'ose !* » (et là vous êtes clairement dans une relation expansive, évolutive et riche de sensations). Pour retrouver le goût de la diversité sexuelle, il va falloir s'en donner les moyens : oser, proposer, prendre des risques. La surprise fait partie de l'excitation. Toute la difficulté vient du fait de ne rien imposer à l'autre. Surprendre, oui, mais sans soumettre l'autre à ses propres délires. Votre folie doit rencontrer celle de l'autre pour que la magie opère. La proposition galante vous ouvre à l'autre, en lui faisant découvrir élégamment vos fantasmes. Imaginons par exemple que vous souhaitiez sortir de la chambre à coucher pour vous envoyer en l'air sur le plan de travail de la cuisine. Il vous faut trouver une manière galante de le faire : une danse dans le salon avec l'espoir que cela se transforme en corps-à-corps enflammé ? Un jeu de rôle cuisinier-serveuse ? Un rendez-vous en bonne et due forme par lettre recommandée et accusée de réception, à minuit pile dans la cuisine ? Soyez créatif, comment allez-vous vous y prendre pour communiquer votre envie et pour faire de ce moment un événement particulier ? La vie est faite de la somme de tous ces détails et de tous ces instants miraculeux.

Quand on veut se lancer dans une relation, quelle que soit la relation, il faut être capable de regarder l'autre bien en face, et de dire : « Fuck yes ! - Oh oui ! » C'est la théorie très intéressante de Mark Manson. En effet, nous devons être plus exigeants. Oui, soyons ivres de joie, ou n'y allons pas ! Ne nous contentons pas d'un « *Oui, je sais pas trop, mais enfin... pourquoi pas...* ». Non seulement ce serait nous rabaisser mais en plus nous nous enfoncerions dans un marécage sentimental d'un ennui mortel... Si nous voulons la joie profonde, il faudra pouvoir lancer un vrai « oui » enthousiaste et éclatant avant de nous embarquer dans une aventure. « *Oui, revoyons-nous ! Oui, allons prendre ce dernier verre... Oui, dégrafe mon chemisier !... Oui, j'ai envie de toi car tu me donnes envie, et je sens que je suscite le même désir en toi.* » L'enthousiasme sauve la sexualité de la monotonie. Et nous avons la chance d'avoir en nous une source infinie d'enthousiasme, avec laquelle nous naissons, qui se régénère d'elle-même et qui ne se tarit pas. Selon les scientifiques, il nous suffit d'aller puiser à l'intérieur. Qu'attendons-nous ? Cette source vive est un véritable trésor. Ne soyons pas comme tous ces « rabat-joie » qui pensent que l'enthousiasme est un truc d'imbéciles heureux. L'enthousiasme est une rivière de diamants. Les seuls dont la femme soit réellement la meilleure amie (cf : « Diamonds are the girls best friends »).

« Con-cen-tra-tion »

Il est difficile de mobiliser toute son attention sur une action. Rassembler toute son énergie et centrer toutes ses capacités pour effectuer le geste juste. Pourtant, la concentration est une composante essentielle de l'éducation, y compris sexuelle. Avec le règne de la « multi-tâches attitude », nous préparons à manger tout en surfant sur notre application de rencontres, le tout en gardant un œil sur les devoirs du petit dernier… Dans ces conditions, il devient presque impossible de se concentrer. Nombreux sont ceux qui nous alertent sur les dangers de la dispersion, entraînant fatigue et dépression (jusqu'au fameux burn-out). La culture du « slow life » nous intime de ralentir si nous voulons retrouver le plaisir, et dans les hémisphères de l'érotisme, le slow-sex a lui aussi le vent en poupe. Serait-il temps de reconsidérer notre concentration, dans le but d'utiliser au mieux notre intelligence (y compris érotique) ?

En 2004, je venais d'arriver à Paris et, en parallèle de mon activité de chorégraphe, j'acceptai un remplacement de professeur de danse dans un conservatoire régional de la banlieue chic parisienne. On me donna des classes de tous âges, depuis l'éveil jusqu'aux niveaux avancés. Après quelques semaines, j'eus une vive altercation avec la directrice de l'établissement pour les motifs suivants : Primo, Mlle Palombe refuse de passer dans son cours des musiques que les ados ont déjà entendues à la TV ; secundo, elle n'accepte pas que les parents regardent les cours qu'elle dispense aux plus petits d'entre eux. J'avais obtenu mon diplôme en 1998, au CREPS de Montpellier, sous la direction du professeur de danse Thierry Boyer, et jamais il n'avait été question de me laisser dicter mes choix musicaux (encore moins par des émissions de téléréalité!). Si les élèves ne voulaient pas découvrir de grands compositeurs, qu'elles retournent dans leurs chambres à écouter de la musique au mètre! Quant aux bouts de chou à qui j'avais tout le mal du monde à faire comprendre qu'une improvisation ne consistait pas en une imitation lamentable des déhanchés de Loana (on parle de petites filles de cinq à sept ans), il était tout simplement hors de question que je fasse ce travail — qui se résumait en un tour de force — en présence des parents.

L'éducation demande de la concentration. Qu'il s'agisse d'éducation artistique ou d'éducation sexuelle, le travail ne peut pas se faire sans une volonté de recherche, d'intensité, d'application.

MATCHOLAND : L'HOMME MODERNE
ଙ

Vis ma vie de rock star en puissance : je ne gagne pas une thune mais je déjeune dans des cinq étoiles ultra-sélects, avec des mecs influents qui m'exhibent les photos de leurs villas à Saint Barth comme ils me sortiraient leur queue!

13h, intérieur jour, décor contemporain luxe : un poisson rouge dans chaque aquarium de chacune des tables du restaurant. Canapés confortables, accueil impeccable. Impossible de t'asseoir à ta table tant que ton rendez-vous n'est pas arrivé : *« On vous installera lorsque Monsieur sera là. »*

L'homme arrive, lunettes de soleil vissées sur les yeux (pour info : il pleut dehors), il tutoie le maître d'hôtel et il choisit ce qu'il va manger en moins de deux minutes. Il affiche le comportement de celui qui sait. Celui qui prend les choses en main. Celui qui dirige. Pourtant après seulement quelques minutes, le mythe s'effondre sous mes yeux. Et sous la carapace : le vide.

Le célèbre animateur radio m'a dit : *« Je rêve d'une femme qui organise mes soirées et mes week-ends. Une nana qui me kidnappe en mode : À 20h à l'hôtel, ou alors : Samedi 7h du matin, à l'aéroport, prends ton maillot et sois à l'heure »*. En somme, il veut une mi-secrétaire-mi-maman, amoureuse dévouée, qui soit aussi l'amante et la meilleure copine. Si je comprends bien, l'homme moderne est une femme comme les autres. Il attend que la princesse charmante vienne sur son cheval blanc le délivrer de sa vie ennuyeuse et morne... Hey, les mecs, elle n'existe pas ! Pas plus que son alter-ego, le célèbre prince charmant.

Lors du même rendez-vous, le gars m'a révélé d'un ton très sérieux : *« Je suis un intellectuel. J'ai besoin que cela se passe dans la tête avant tout. Je suis insensible à la bombe plastique. »* Tiens, c'est marrant, je croirais entendre mes copines lorsqu'elles me parlent de leurs attentes en matière de gars. Moi qui croyais que les garçons pensaient avec leur bite... Quelle ringarde je fais ! Voyons, l'homme moderne a un cerveau. Et il a appris à le branler, presque aussi bien que son pénis. C'est ainsi que Monsieur peut vous parler (et vous saouler) pendant des heures, chose qui jusque-là était réservée à la gent féminine (on sait bien que Madame adore converser inlassablement sur tous les sujets de la Terre !).

Nous voici donc de plain-pied dans l'ère moderne : les hommes ont cru bon de prendre tous les défauts de la femme, et inversement. Niveau égalité, on y est presque, mais alors, on n'a pas nivelé par le haut... bien au contraire !

Où sont les hommes virils, drôles, élégants ?

« *Aujourd'hui, si un homme tient la porte pour une femme, il y a de fortes chances pour que ce soit le portier.* »

Mae West

Dans notre société, la difficulté tient dans le fait d'envisager l'égalité dans la différence. Ces dernières décennies, et principalement depuis la révolution sexuelle des années 60, nous sommes tombés dans le piège de l'uniformisation, imiter l'Autre dans l'espoir d'obtenir les mêmes traitements. On a fini par se ressembler de plus en plus, sans pour autant régler les vrais problèmes d'égalité des droits et des salaires, et du « vivre ensemble ». Les couples n'ont jamais autant divorcé et le racisme a rarement été aussi à la mode. L'autre, l'étranger, l'homme, la femme... nous cherchons des coupables sans répit. Quand, au contraire, c'est en creusant nos caractéristiques et en les assumant que nous pourrions vivre ensemble égaux et libres. Homme-femme, homme-homme, femme-femme... Et toutes les possibilités qui en découlent.

Cinquième commandement :

Tu donneras toujours le meilleur de toi-même

> « *Nous vivons dans une époque qui célèbre la vulgarité et le médiocre, la consommation frénétique, la connerie et la peur. Et il faut bien reconnaître que nous avons l'amour qui va avec. L'amour et la sexualité que nous méritons.* »
> Yann Kerninon

La liberté est au bout de notre sexe ! Mal baiser n'est pas une fatalité. Les contrepoisons existent. Soulevons-nous pour la révolte sensuelle ! Nombreux sont les chemins à explorer. À une condition : que ce soit nous, citoyens, amoureux éclairés, qui décidions de ce qui se passe dans notre lit (et sur la table à manger, contre le frigo, sous la douche, sur la moquette – tant pis pour les genoux et les coudes en feu...). C'est à nous de changer notre monde et de refuser ce monde que l'on nous vend, mais dont on ne veut pas. À nous de célébrer le beau et l'extraordinaire, la dégustation, l'intelligence et l'espérance. Nous devons nous élever à la hauteur de nos ambitions car elles ne descendront pas jusqu'à nous. Avec du courage, de l'envie et de la détermination, aucun sommet n'est inatteignable.

Soignons notre allure. Arrêtons de nous soumettre aux modes successives édictées par quelques illuminés au talent suspect. Choisissons des coupes vestimentaires qui révèlent notre ligne, galbent nos fesses, nous rendent fiers et beaux. Faisons attention à notre maintien. Et même si nous ne sommes pas tous taillés dans du marbre tel un dieu grec, déployons un port de tête altier. Ne faisons pas le dos rond (tant physiquement que psychologiquement). Dans la rue, marchons d'un pas léger ! Affichons un sourire vrai et lumineux, non surfait. Tant de mauvais sentiments sont désarmés par un sourire sincère. Chérissons notre humour, car il est l'un de nos plus grands alliés (revoyez un film de Woody Allen si vous en doutez). Soyons attentionnés et attentifs car rien de bien ne se fait sans attention particulière. Redonnons ses lettres de noblesse à l'indispensable politesse, matière première de nos échanges privés comme publics. Et habitons notre corps, c'est le seul que nous ayons, c'est notre vaisseau spatial vers l'extase !

Si nous ambitionnons une sexualité meilleure, soyons généreux et donnons de nous-même davantage chaque jour. Je ne parle pas du « don-sacrifice » ou du don sous la contrainte. Si vous êtes épuisé, au bout du rouleau, et que vous décidez par exemple de répondre aux attentes de votre partenaire alors que vous n'en avez pas les moyens (ni le temps ni l'énergie), le résultat sera médiocre. De même, si votre partenaire vous oblige à vous donner (sans que cela fasse partie d'un jeu érotique entre vous), il ne s'agit plus d'échange mais de pression exercée sur vous pour le soulager, lui. Au passage, vous ne devriez jamais accepter que qui que ce soit vous contraigne à faire des choses que vous ne voulez pas faire. Attention à ne pas glisser du sentiment de « don de soi » à celui de « je me vide de mon énergie ». Se donner à l'autre consciemment, régénère le corps et l'esprit. En revanche, se donner à l'autre sous l'astreinte physique ou morale, vide l'être de son essence.

« Le vrai jour » peut apparaître à n'importe quel moment, mais il ne se montre que sur un terrain propice. C'est pourquoi il est indispensable de nourrir les sentiments les plus élevés si vous voulez atteindre le meilleur de vous-même. La première des choses à faire est de tâter votre propre terrain (dans tous les sens du terme). Oui, tâtez, malaxez, soupesez et voyez de quelle matière vous êtes fait(e). Vous devez vous connaître avant de vous donner. Et pour livrer le meilleur de vous-même, vous aurez besoin de vous sentir au meilleur de vous-même : où en êtes-vous de vos sensations ? De votre énergie ? De vos émotions ? Pour être capable de partager l'essence de soi, il faut être en pleine possession de ses moyens. Autrement dit, si vous vous sentez *« dépassé, à côté de vos pompes, dans le brouillard, surmené ou malmené »*, il est temps de faire une pause. Avant de pouvoir s'ouvrir à l'autre, il est important de s'ouvrir à soi. Célébrer la beauté demande de la sincérité. N'ayez pas peur de vous regarder fièrement dans un miroir. Soyez confiant et solide. Ne laissez pas vos angoisses vous jouer des tours. Le diable ne va pas surgir de votre reflet ! Et quand bien même, affrontez-le ! Il n'est qu'une illusion. Repositionnez-vous et transformez-vous en ange, grâce à un simple regard bienveillant et joyeux sur vous-même. Les anges aussi jouissent... Et en pleine lumière !

Offrir le meilleur de soi à son partenaire, c'est aussi recevoir le meilleur de l'autre. Voilà la formule magique ! Et la cerise sur le gâteau, c'est que vous allez aimer ça. Vous avez toutes les cartes entre vos mains, toutes les clés de la jouissance sont à votre portée. Vous pouvez décider dès aujourd'hui de déborder d'enthousiasme, de tendresse, de passion, d'humour et de joie ! Et vous recevrez de même l'enthousiasme, la tendresse, la passion, l'humour et la joie. Cependant, si vous continuez à tout garder en vous et à faire cette tête d'enterrement, ne venez pas pleurer que l'autre ne vous donne pas ce que vous attendez... Apprenez à aller au bout de vous-même. Offrez-vous du bout des ongles jusqu'à la pointe des pieds, en passant par le sommet du crâne, et dans les recoins les plus cachés de votre être.

Donner le meilleur de soi, c'est s'engager sur la meilleure voie possible. Pas celle de vos parents, pas celle que la société veut vous inculquer, pas celle qui a été décidée pour vous par d'autres. Donner le meilleur de soi, c'est créer un feu d'artifice de joies *100% made in Yourself*, et entièrement dirigé vers le monde et ses multiples plaisirs. Cela exige une curiosité infinie et beaucoup d'envies. Mais quoi de plus précieux que la mise en avant de l'être et la passion de découvrir ?

Le don de soi nous enseigne l'échec du plaisir comme objet de consommation rapide, et nous ouvre les portes du « plaisir durable ». La joie qui découle de l'offrande de soi est infinie. Elle engage tout notre être et nous construit pour toute une vie. C'est la grande aventure, l'expérience de l'échange véritable. Observons les silhouettes qui se frôlent. Entendons les voix qui cherchent une tournure galante pour se rencontrer ? Retrouvons les mots du désir. Suspendons notre souffle devant la chorégraphie de deux corps qui s'enlacent. Écoutons les notes de musique, comme autant de promesses de joies profondes. Quelle plus belle réalité à vivre ? L'ouverture sur l'apprentissage de soi et de l'autre est une façon de s'offrir un espace de jouissance immense.

« Je suis le tigre. Je te guette parmi les feuilles aussi grandes que des lingots de minerai mouillé. Le fleuve blanc grandit sous la brume. Te voici. Tu plonges nue. J'attends. »

Pablo Neruda

Pour donner, et d'autant plus s'il s'agit de donner le meilleur, il faut savoir attendre le bon moment. Que l'autre soit réceptif à notre don. Inutile de se précipiter sur son partenaire, griffes et crocs aiguisés, sans lui laisser la chance de comprendre ce qui se passe. Même avec les meilleures intentions du monde, vous pouvez vous prendre le plus beau des râteaux du siècle si vous ne prenez pas le temps de choisir votre moment. Vous considérez que « le meilleur de vous-même », c'est votre meilleur ami, et vous souhaitez l'offrir à votre partenaire ? Généreuse idée ! Mais attendez la bonne occasion... Ces derniers temps vous est venue l'idée de vous abandonner à votre partenaire par la porte de derrière ? Lumineuse fantaisie ! Cependant, ménagez votre effet et échafaudez une mise en scène propice à votre offrande…

Souvent, lorsque l'on parle d'abandon, de don de soi et de lâcher-prise au sein du couple, il revient éperdument dans la conversation, comme un insupportable refrain, la même excuse qui sonne comme une entrave : le boulot ! Combien de fois avons-nous entendu cette phrase : « *Il – ou elle – est sans arrêt pendu à son smartphone ! On est crevés ! Nous n'avons plus d'intimité.* » En effet, lorsque le travail s'immisce dans le couple, la tension a tendance à s'aggraver sévère, et la sensualité à se recroqueviller menue telle une queue dans l'eau glacée d'un fjord norvégien… Vous en conviendrez, il est difficile de donner le meilleur de soi quand tout un tas de petites tracasseries viennent vous grignoter le cerveau. Il est une chose essentielle à la mise en place d'un couple libre et généreux : les soucis doivent rester à la porte du foyer. Les angoisses et les anxiétés liées au travail n'ont pas leur place dans votre cocon amoureux. Votre partenaire croit en vous et vous soutient, mais en aucun cas il ne peut, après sa propre journée de travail, se retrouver à devoir revivre la vôtre. C'est épuisant, contre-productif et cela nuit terriblement à votre sex-appeal. Un homme ou une femme qui rentre à la maison lourd de tous ses problèmes, ce n'est pas très excitant. Vos soucis attendront demain matin ; il vous faut absolument trouver en vous la force de les balayer avant de pénétrer dans votre demeure et votre partenaire… Si vous ne les laissez pas à la porte, ce sont eux qui finiront par vous mettre dehors ! Vous croyez peut-être que cela est impossible, que vous n'y arriverez pas ou même que cela ralentira votre carrière ? Mais vous vous trompez. Non seulement cela ne fera pas obstacle à vos ambitions professionnelles mais, au contraire, cela les favorisera car, épanoui dans votre sexualité, vous serez plus détendu et en harmonie avec vous-même. Dans le même temps, vous augmenterez la qualité des échanges amoureux et sexuels, ainsi que votre bien-être et votre estime de soi. Car aussi étonnant que cela puisse paraître, le fait d'abandonner vos tracas sur le paillasson va contribuer à les faire évoluer. Au petit matin, vous serez frais, disponible et de nouveaux points de vue vous apparaîtront. Même les soucis ont besoin qu'on les laisse tranquilles ! Et pendant ce temps-là, vous aurez profité à fond de votre partenaire. Elle est pas belle la vie ?

Donner toujours le meilleur de soi nous entraîne dans un mouvement infini, sublime et rempli d'espoir. De délicieuses promesses de jouissance vous attendent, qui ne demandent qu'à pétiller comme autant de bulles de champagne. Qu'attendez-vous ? Libérez assez d'espace pour les laisser s'épanouir. De merveilleux présages érotiques sont sur le point d'éclore dans votre esprit. Lâchez prise ! L'esprit et le sexe ne font qu'un, si bien qu'il est impossible de négliger l'un sans voir l'autre se rétrécir. (C'est une image, les garçons, ne vous fâchez pas !) Offrir le meilleur de vous-même, c'est aussi offrir la quintessence de votre esprit. Choisissez vos pensées, comme vous choisissez vos gestes. Cultivez-vous, enrichissez-vous. Ce n'est pas un hasard si de nombreuses personnes désireuses de mieux vivre leur sexualité se tournent vers des expériences d'éveil spirituel. Indépendante de toute croyance et de toute religion, la spiritualité vous apprend à vous laisser guider par votre Moi véritable. Si la liberté est au bout de notre sexe, elle est aussi au bout de notre esprit, tant les deux sont intrinsèquement liés.

La jouissance n'est pas un objet de consommation et les sentiments amoureux ne sont pas une monnaie d'échange. Ce que vous donnez de vous-même (en conscience et avec générosité) ne va pas créer un manque dans votre «comptabilité sentimentale». Car plus vous donnez, plus vous recevez. Le don de soi est un merveilleux levier d'élévation spirituelle et sexuelle. Il assainit le terreau de votre couple, purifie vos émotions et rétablit l'équilibre amoureux. Le don de soi revitalise les sensations, autant qu'il réactive les émotions. Nous sommes ici dans une forme de dévouement magique qui démultiplie vos possibilités de jouissance. Donner le meilleur de soi ne va rien vous enlever à vous-même, bien au contraire, cela va vous faire grandir. Vos trésors d'affection pourrissent s'ils restent enfermés en vous, ils ont besoin de s'exprimer. Donnez-leur la chance d'être apprécié par l'autre et de se mélanger aux richesses émotionnelles de l'autre. Tel un phénix, vous ne cesserez alors de renaître sous vos yeux.

Les coupleS

Dans Libération du 8 août 2014, Marcela Iacub compare le mariage à un tombeau, dans une de ses phrases choc dont elle a le secret : *« Le couple, même mixé à la passion, est un tombeau, particulièrement pour les femmes. »* En conséquence de quoi la juriste prône en toute simplicité la polygamie. Bien, pourquoi pas ? Elle n'est pas la première à en avoir l'idée. Ceci étant, ce nouveau schéma n'est-il pas tout aussi normatif et emprisonnant que le précédent ? À partir du moment où nous éliminons certains choix, pour ne proposer qu'une voie de développement unique, en l'occurrence la polygamie, ne tombons-nous pas dans le piège de la dictature uniformisante, triste et non évolutive, soit l'exact contraire de la liberté par l'amour ? Pourquoi ce besoin de penser en termes de modèle universel ? N'avons-nous pas les possibilités de créer chacun notre couple, unique et singulier ? Il y a autant de possibilités que de mariages. Il n'y a pas « le couple », mais « les couples ». À ceux qui croient que la passion érotique ne dure qu'un temps, c'est faire peu de cas de la culture et de l'art érotique qui sont des puits sans fond d'expérimentations et de joies profondes. Toute une vie ne suffirait pas à explorer la passion érotique. Et sans vouloir faire du mauvais esprit, force est de constater que la vie elle-même ne dure qu'un temps, ce qui n'est pas une raison suffisante pour ne pas la vivre. Autrement dit, toutes ces fabulations sur la passion qui durerait seulement trois jours, trois ans, ou que sais-je… Ce ne sont que des interprétations, et personnellement je préfère quand ce sont les poètes qui s'intéressent à la durée de la passion amoureuse. De façon globale, la question n'est pas combien de temps cela dure. Mais comment utiliser au mieux ce temps qui nous est imparti.

MATCHOLAND : Lucky Luke
ಐ

C'est la première fois que j'ai rendez-vous avec ce haut fonctionnaire, directeur artistique dans le vent. La carte italienne est une des meilleures de la capitale, je pourrai choisir les yeux fermés. Je suis installée à l'étage. Le serveur me repère et m'offre sans préavis un verre de vin blanc, délicieusement frais et amer. Je suis en avance, je déguste ma potion magique tout en pianotant sur mon iPhone, rêveuse et curieuse à l'idée de cette rencontre, officiellement professionnelle.

Le boss arrive. La démarche rapide de l'homme pressé, flatté dans un trois-pièces qui surestime sa largeur d'épaules. Monsieur se donne de l'allure. Comme de bien entendu, le coq roule des mécaniques, ce qui lui octroie un côté viril, malgré le subterfuge. À l'odeur, quand il s'approche de moi pour me saluer, je reconnais le fumeur stressé qui vient d'écraser son mégot. C'est glamour sur Brando, mais ce n'est malheureusement pas le cas pour tous. Il s'installe en face de moi et se perd en excuses sur son retard. (Concrètement, on parle de quelques minutes à peine !) Suit une longue justification sur la profondeur de ses cernes que personnellement je n'avais pas remarqués, le teint fade de ses joues (pourquoi, d'habitude il a les pommettes rosées d'une ado en chaleur ?), sa vie qui ne lui laisse aucune marche de manœuvre pour « prendre du bon temps »... (dois-je comprendre « des putes » ?), son couple qui bat de l'aile, ses employés qui le menacent de grève... Bref, heureusement que le bonhomme n'est pas une bonne femme, car j'aurais eu droit aux détails douloureux de son accouchement ! En somme, Monsieur se complaît dans un état purement victimaire, attribut que l'on a longtemps volontiers reproché aux femmes. De tout son ego, il s'acharne à prouver qu'il est un cow-boy, mais au fond de lui, il est un petit garçon qui pleurniche… Non, baby, je ne jouerai pas à la maman, j'ai déjà un fils. À ce stade, j'avale la dernière gorgée de mon nectar…

Le repas qui s'ensuit est délicieux. Pendant que je déguste mes crevettes grillées et mon risotto aux truffes, j'écoute s'épancher Lucky Luke qui semble avoir besoin d'une bonne monture, genre jument psychothérapeute tout-terrain, tendre et dominatrice à la fois, fraîche et expérimentée, *« expressive dans la chambre à coucher mais discrète dans la vie sociale »* (celle-là, il fallait la trouver !). Il fantasme sur la femme de quarante ans, intelligente et belle, qui saura le comprendre et le combler. Est-ce que je lui dis que la tendance est aux cougars, et qu'avec ses cinquante balais qui approchent, au mieux il faudra payer pour se faire piétiner ou attacher au radiateur ? Il en deviendrait presque touchant s'il n'était pas si prétentieux. L'homme moderne dans toute sa splendeur : petit cabot qui se voudrait doberman et qui aboie dès qu'il entrevoit la chevelure sauvage d'une chienne qui passe. Il leur reste peut-être les galons, mais pour le reste, il semble que la gent masculine soit pour le moins démunie. Il y a chez certains hommes modernes une obstination à porter les médailles d'un combat qui n'existe que dans leur tête.

Le Fantôme en uniforme qui trône devant moi continue de vouloir déclarer la guerre à celle qui le fascine et le terrifie simultanément : la Femme.

« Et comment se fait-il que tant d'hommes considèrent les femmes comme leurs ennemis ? »
Stephen Vizinczey

Il a choisi le moment du café pour me dire dans un summum de sincérité : *« Je cherche la femme qui me fera oublier toutes les autres et qui me réconciliera avec moi-même. »* Je te proposerai bien de téléphoner à la Vierge Marie, mais je crains qu'elle ne soit pas dispo ! Au nom de la mère, de la fille, et du Saint Esprit… Hymen.

Il y a quelque chose de religieux qui perdure dans la façon dont le mâle 2.0 appréhende la femelle. Comme un climat de sainteté qui entoure ses fantasmes. Que l'homme d'aujourd'hui l'assume ou qu'il s'en cache, il a des difficultés à faire redescendre l'icône féminine de son piédestal. Il en a cristallisé l'essence dans une forme figée, baignant dans une aura et intouchable. Il s'en remet à elle de façon mystique, comme il s'en remettrait à Dieu dans l'espoir fou de solutionner ses angoisses les plus profondes. Ironie du sort, cette aspiration à ce que l'Autre soit la clé du bonheur est la principale embûche à la réalisation de soi et du couple. Il suffirait pourtant de considérer Autrui comme son allié et d'accepter de vivre, d'aimer et de se construire conjointement côte à côte, libres et ensemble : toi, l'amour et moi. Et plus, si affinités…

Sixième commandement

Tu considéreras la jouissance comme le premier de tes devoirs.

« Au galop ! Jouir, vivre ! Nous sommes mortels ! »
Isabelle Sorrente

Selon le Larousse, le terme de jouissance permet de désigner *« un plaisir intense intellectuel (jouissance de la poésie), moral (jouissance de l'usufruit) ou physique (jouissance sexuelle) »*. Dans le langage courant, le terme de « jouir » se rapporte au plaisir charnel.

Depuis une vingtaine d'années, nous avons vu progressivement le champ d'action de la jouissance se réduire au seul plaisir sexuel. Les magazines féminins, la télé, une grande partie des films au cinéma – soit en réalité toute l'industrie de l'image dans notre société – nous proposent une jouissance focalisée essentiellement sur la chair. Si bien que les jeunes seraient bien incapables aujourd'hui de nous conter les plaisirs intellectuels de la versification, les délices gustatifs de l'art culinaire ou les charmes spirituels de la sérénité.

Or, ce que je voudrais aborder ici, c'est justement l'idée d'une jouissance globale et la nécessité d'en faire le moteur de notre émancipation. Il est de notre devoir de refuser de sombrer avec facilité dans la dépression ambiante. Libérons-nous de ces chaînes invisibles que nous fait porter notre société marchande, et responsabilisons-nous dans notre quête de la jouissance totale.

Nous avons le devoir de jouir si nous voulons nous affranchir des codes d'une société malade. Et quel meilleur moyen d'émancipation que la jouissance? Quelle plus belle preuve de vie? La délectation est un outil solide pour bâtir notre indépendance. Les chemins de notre sensualité sont parsemés de véritables «puits de délivrance». À chaque nouvelle jouissance, vous découvrirez une nouvelle source de liberté. Ainsi, c'est en osant vous laisser aller à votre plaisir que vous augmenterez votre liberté. Si, par exemple, votre désir est de lire de la littérature érotique et que vous n'avez jamais osé, prenez le temps d'aller dans la meilleure des librairies, observez, piochez, choisissez avec malice et posez votre dévolu sur l'objet de vos fantasmes, en goûtant d'ores et déjà les prémices de votre enivrement futur. Vous sentirez très vite cet état de légèreté qui caractérise la jouissance. Et même si pousser la porte de la librairie vous a demandé un effort, vous en apprécierez les bénéfices quasi instantanément. C'est une autre des qualités de la joie profonde; elle vous prend et vous envahit à l'instant même où vous sautez dans le vide. Oui, ça fait peur de se lancer dans la réalité de son désir, mais c'est le seul moyen de voler. Voler au-dessus des angoisses, des frustrations, des peines, des tristesses. Voler au-dessus du monde. Voler au-dessus du paradis et admirer la vue…

Face au drame et à la mort, le chemin de la joie apparaît de prime abord difficile, voire impraticable. Mais celui de la dépression et de la tristesse est-il réellement une option ? Selon la phrase rendue célèbre par Paulo Coelho : *« Si vous pensez que l'aventure est dangereuse, essayez la routine… Elle est mortelle ! »* L'aventure consiste à s'ouvrir entièrement aux plaisirs de la vie, sans honte, sans peur. D'ailleurs, de quoi auriez-vous honte ? De prendre votre pied ? De vibrer ? De vous régaler ? De vous envoyer en l'air ? Vous voyez bien que cela n'a pas de sens d'avoir honte de jouir. Bien au contraire, réjouissons-nous de tant de talents sensuels à découvrir et soyons fiers de notre joie ! Utilisons toute notre énergie pour faire grandir le plaisir en nous, tel le plus formidable des moteurs de vie.

Le plaisir global fait intervenir tous les aspects de notre sensualité : ce que nous observons, ce que nous goûtons avec gourmandise, ce que nous écoutons de nos oreilles curieuses, ce que nous caressons au creux de nos mains, ce que nous sentons avec envie… Le plaisir contient d'infinies possibilités de jouissance qui dépassent largement nos organes sexuels. Le simple fait d'être debout sur nos deux jambes, le cerveau en bon état de marche, nos deux bras pour s'accrocher à nos rêves, nos yeux pour dévorer le monde et notre voix pour affirmer notre quête, est source de jouissance absolue. Si vous ajoutez à cela la gymnastique sensuelle, intellectuelle et spirituelle qui va nous éveiller chaque jour davantage à nous-même et au monde, vous êtes sur le point d'être comblé, croyez-moi. Vous ne le savez peut-être pas, mais vous êtes en train de jouir… Seulement, vous ne le réalisez pas encore. Tout le travail consiste à en prendre conscience.

Accédez à vous-même simplement, par votre instinct, faites-vous confiance. Nul besoin d'être sorti de la cuisse de Jupiter !

« La suprême jouissance est le contentement de soi-même »
Jean-Jacques Rousseau.

Je jouis, donc je suis. C'est une chose très précieuse et très glorieuse à la fois. Il y a dans la jouissance cette délicieuse sensation d'être bénéficiaire. Jouir, c'est vivre, c'est posséder la vie, et non se laisser tirailler par elle. En jouissant, je tire profit de mes atouts naturels, qui sont : mon corps, mon esprit, mes sens. Et je m'en régale. C'est un don que la nature a fait à l'humanité. L'équation serait bien différente si nous étions des animaux sans conscience (clin d'œil à nos « amis » des pays arabes qui continuent de publier des articles considérant la femme comme un… mammifère). Mais, hommes et femmes, nous sommes bel et bien des êtres humains. Nous jouissons, nous en avons conscience et nous célébrons ce partage, car c'est à la fois notre moyen et notre but, notre trésor et notre destinée. Nous en avons besoin, car c'est notre essence, nous sommes faits pour ça. Alors, n'attendons pas d'être sur le point de perdre la vie pour nous rendre compte que nous avons oublié d'en jouir.

Dites-vous bien que tous les chemins ne mènent pas à la jouissance. Ils peuvent aussi vous mener à la bêtise, à l'idiotie, à la stagnation… Mais je suis certaine que ce n'est pas ce que vous voulez. Alors, apprenez à dominer votre peur (hop ! On sort sa cravache en cuir et sa tenue en latex !). Du haut de vos talons de douze, avancez majestueusement et piétinez le formatage. Sans même la regarder, matez votre angoisse, fouettez-la s'il le faut !

Caressez diaboliquement le crétinisme pour mieux l'expulser de votre vue. Soyez intransigeant avec la déshumanisation, bâillonnez-la et attachez-la au radiateur. Sectionnez les jarrets de l'ignorance. Ordonnez à la conformité de se mettre à quatre pattes et buvez le thé bouillant sur son dos. Menottez les principes et autres clichés, sans sourciller. Sortez dans la rue, toutes particularités dehors, et imposez votre joie. Soyez exceptionnel !

Vous êtes le seul et unique responsable de votre jouissance. Votre voisin, votre femme, vos parents n'y sont pour rien. Vous êtes majeur et vacciné, et c'est à vous d'être à la hauteur de vos perspectives en matière d'extase. Vous voulez la joie ? Prenez-la ! Ouvrez grand vos bras et embrassez l'espace, respirez l'air à fond et allumez votre lumière intérieure... Vous êtes le seul à connaître l'interrupteur (petit indice : il est relié à votre sourire). Lorsque vous serez en plein jour, observez votre aura et la diffusion de vos ondes bienfaitrices. Nous faisons partie d'un tout, nous sommes le maillon d'une chaîne humaine immense. En jouissant de la vie, nous offrons la bonté. Jouir est un acte noble et citoyen. Brandissons le drapeau d'un nouveau patriotisme : l'unité orgasmique.

Pour vous-même, pour votre entourage, pour la société tout entière, de manière intime comme politique : jouir est notre devoir de citoyen. Car, en jouissant, nous accomplissons un acte d'apaisement, de rassemblement et de réconciliation. Tout ce dont notre société actuelle manque terriblement. Et si la paix sociale était dans nos lits ?

« Auto-sexographie »

◆

Jouir de ses droits sexuels renforce la liberté, l'égalité et la dignité. Selon L'IPPF (International Planned Parenthood Federation), Article 6 : *« Toute personne a le droit d'explorer sa sexualité sans peur et d'exprimer ses désirs, ce en prenant toujours en considération les droits d'autrui. »* Pourtant il est bien trop rare de s'entendre dire : *« N'aie pas peur, laisse-toi aller, dévoile tes désirs. »*

Je me souviens très bien de la première fois où j'ai eu un orgasme. Plein, immense, libérateur. J'avais vingt ans, il en avait vingt de plus. Je le revois descendre l'escalier du théâtre, vers moi. Il m'illumina dès le premier instant. Aura exceptionnelle, style très original, une démarche souple et élégante, un regard magnétique et une sensibilité palpable. J'ai voulu plonger en lui instantanément.

L'après-midi était réservée à des jeux de rôle chorégraphiques auxquels je prenais part. Mon estomac brûlait, mes yeux s'enflammaient. Mes mains et ma bouche étaient affamées. On se rapprochait inévitablement l'un de l'autre quand on se parlait. J'avais l'impression que mon énergie était branchée sur la sienne, en continu.

Je devais partir en fin de journée, mais je décalai mon voyage et décidai de rester la nuit. À un moment de la soirée, il me dit : *« On y va ? »* Au beau milieu d'un hall de théâtre, le parterre rempli de gens importants qui voulaient l'interviewer, le féliciter, il me prit la main et m'emmena. Sous la pluie, on a couru. Je ne pensais à rien. L'hôtel. Bonjour au concierge. L'ascenseur est petit, on s'embrasse sans répit comme des morts de faim. On arrive dans la chambre. Je me mets à penser. Il le voit. Il me propose de prendre une douche. Je dis : OK. Coincée dans la salle de bains, je me demande comment sortir : à poil ? En culotte ? Une serviette sur les hanches ? J'opte pour la culotte. Je vais direct au lit sans respirer. Je me glisse sous les draps. Je le vois traverser la pièce, nu, en sens inverse du mien. J'entends l'eau qui coule sur son corps… J'enlève ma petite culotte. J'attends, à l'arrêt.

Plus tard, dans le lit, je me souviens de baisers dévorant mes seins et de caresses alanguies. Je me rappelle le sucer insatiablement. Lui me léchait, m'enlaçait. C'était bon, c'était long, c'était chaud. Il inventait des positions et les sentiments qui vont avec. J'adorais ! Je le suivais où qu'il aille. J'étais partie dans ma tête, je délirais, béate. Il me pinçait le bout des seins, je riais. On a baisé sur la terrasse aussi, en regardant la lune.

À un moment, j'étais sur lui, dos à lui. Il me faisait rebondir sur sa queue. Je dansais. Mais je ne jouissais pas. Tout à coup, il a murmuré à mon oreille : *« Tu sais que tu as le droit de jouir, ma chérie ! »* En une fraction de seconde, je suis partie rejoindre la Lune. Plus rien n'existait. Plus rien ne comptait. J'hallucinais de la force avec laquelle je m'étais propulsée dans les flammes de la jouissance.

L'orgasme est un droit, je dirai même un devoir : au lit, citoyens !

MATCHOLAND: Anti-héros
ʬ

Quand j'arrive, ils sont deux. Ce n'était pas prévu comme ça, les mecs ! Mais je ne me laisse pas troubler si facilement…

Il est l'heure de l'apéro et nous sommes au premier étage d'un café d'excellence, rive gauche. C'est le début de l'été, par conséquent je porte une jupe légère qui fait immédiatement son effet. Ils sont tellement surpris de me voir apparaître qu'ils en oublient leur bonne éducation. Je reste sagement à distance et propose à l'homme qui m'avait conviée de l'attendre un peu plus loin. Mais il me fait signe d'approcher, dans un geste généreux, puis se tournant vers son voisin, il lui dit: «*Tu vois quel est le visage de mon prochain rendez-vous, tu comprendras aisément qu'il faille en finir là, toi et moi.*» L'homme qui est à ses côtés est charmant, tout de blanc vêtu, d'âge moyen, le teint clair et le regard doux. Nous nous retrouvons tous les trois à siroter un Americano, et j'apprends au cours de ce bref échange que monsieur l'inconnu est en réalité un politicien dont le pouvoir touche aussi à la sphère artistique. En bon RP de notre propre personne, nous échangeons nos cartes avant qu'il ne quitte la table.

Quelques jours plus tard, il me donne rendez-vous dans une brasserie populaire ambiance 1900, dans le quartier Saint-Denis. J'arrive avant lui et je m'installe dans ce décor digne du film Gatsby. Lorsqu'il arrive, j'ai peur de ne pas le reconnaître, je ne l'ai rencontré que très brièvement, finalement! Je me lève pour le saluer. Il est fragile sous son étiquette de représentant de l'État. On dirait un «super-héros» sans sa cape et dépourvu de ses pouvoirs. L'ambiance est détendue et notre gentil porte-parole ne tarde pas à aborder des sujets intimes le concernant, que je fais semblant de ne pas saisir. Je le ramène avec amusement à l'art érotique en mentionnant les peintures de nu qui ornent les murs du lieu. Il se met alors à parler à la manière d'un historien : il évoque des dates, des courants de pensée, toutes sortes de généralités... J'ai envie de lui crier : *« Arrête mon pauvre ami, ton discours formaté et bien-pensant va finir par me couper l'appétit... »* Malheureusement pour la santé de mon estomac, notre petit soldat poursuit : *« La nudité dans l'art contemporain était une mode, de la même façon que la vidéo est présente dans pratiquement toutes les œuvres théâtrales modernes des années 2000. »* Wahoo ! Voilà qui est passionnant ! Vous avez bossé vos résumés d'histoire de l'art avant d'être nommé à ce haut poste à la mairie ? Dites-moi, vous comptez m'impressionner avec deux ou trois définitions apprises par cœur ? Néanmoins, je me tais et je prends soin de ne pas le contredire, je ne veux pas le froisser. C'est là qu'il me sort de but en blanc : *« Vous faites le Ramadan ? »* Non, pourquoi chéri, cela a un rapport avec les subventions artistiques 2015 ?

Dans les jours qui suivirent, je reçus plusieurs SMS, vantant les mérites de l'équipe de football algérien ou m'invitant à la nuit du Ramadan !

« Race, nationalité, religion, coutumes, autant de limitations néfastes. Nous sommes le monde et le monde est à nous, comme le sont aussi tous les êtres humains. »
Alejandro Jodorowsky

Le communautarisme prend en otage les individus, leur faisant croire qu'ils n'existent pas en dehors de leurs appartenances culturelles, religieuses ou sociales. En tant qu'artiste, je ressens un lien entre les êtres, beaucoup plus fort que la nation qui nous unit au-delà des frontières et des croyances. À mes yeux, il est important de toujours fixer l'horizon : la liberté de penser, de dire, d'écrire... Nous sommes ce que nous souhaitons devenir, à l'échelle de l'humanité, comme à l'échelle individuelle.

La question cruciale n'est-elle pas : Comment devenir un être humain libre et responsable ? Laissons tomber nos masques sociaux. Ayons le courage de devenir autonomes et explorons le chemin vers la liberté, avec passion, rigueur et curiosité. Peut-être est-ce ici la plus belle des aventures de notre époque ?

Septième commandement

TU T'ACCOMMODERAS DE CE QUE TU ES : AIME-TOI.

« Une plainte d'amour. Se souvenir, se mouvoir, se toucher. Adopter des attitudes. Se dévêtir, se faire face, déraper sur le corps de l'Autre. Chercher ce qui est perdu, proximité. Ne savoir que faire pour se plaire. Courir vers les murs, s'y jeter, s'y heurter. S'effondrer et se relever. Reproduire ce que l'on a vu. S'en tenir à des modèles. Vouloir devenir un. Être dépris. S'enlacer. He is gone. Avec les yeux fermés. Aller l'un vers l'autre. Se sentir. Danser. Vouloir blesser. Protéger. Mettre de côté les obstacles. Donner aux gens de l'espace. Aimer. »

Raimund Hoghe, Pina Bausch

Pour éliminer les problèmes de communication entre les hommes et les femmes, éliminons les différences : voici la proposition qui semble émerger de notre siècle nouveau. Quoi de plus simpliste en effet. Mais alors quel attrait aurons-nous à nous découvrir, à nous surprendre, à nous confronter ? Quel mystère y aura-t-il à nous aimer ?

Le désir ne peut éclore dans l'uniformité ; s'il n'y a plus de surprise, il n'y a plus d'attrait. Nos identités propres sont le reflet de nos différences, qui elles-mêmes font notre richesse immense et belle ! C'est même ce qui rend les quêtes si intenses. Chacun de nous est différent et unique. Alors, si nous acceptions de célébrer notre singularité au lieu de celle de l'uniformité ? Rendons hommage à notre humanité, à notre conscience, à notre histoire. Avec le respect de l'autre comme étendard, et nos divergences comme atouts, constituons notre liberté.

Au fond, qui sommes-nous ? Des reflets, des passeurs, des récipients vides, des sacs d'os ? Tout semble être une question de point de vue. Il n'y a de réalité que celle que nous inventons. Nous avons le pouvoir de créer notre propre réalité. Si nous voulons être des êtres désirants et enthousiastes, qui nous en empêche sinon nous-même ? Aussi, la véritable question n'est-elle pas : qui voulons-nous être ? Aussi malicieux que cela puisse paraître, notre liberté viendra de notre faculté à cultiver notre propre invention de nous-même. Toutefois, il faudrait prendre garde à ne pas confondre la « création de soi » et le « déguisement de soi ». Nous cherchons à nous régénérer, non à nous dérober ou à tricher avec nous-même. En étant camouflée, aucune émancipation n'est possible. Au contraire, en se réinventant, nous avons toutes les chances de devenir ce que l'on veut être. Vous pouvez faire de vous votre chef-d'œuvre ! Il vous suffit de le décider. Rêve de toi. Évoque un « moi » le plus parfait qui soit. Et rapproche-toi au plus près de ton fantasme. Nous sommes tous voués à nous dépasser. Soyons ambitieux sur nos capacités, soyons prétentieux quant à nos désirs. Projetons-nous là où nous voulons être et faisons-nous confiance pour nous en approcher au mieux. Si vous souhaitez devenir une personne libre et généreuse, calquez-vous sur l'image que vous vous faites de la personne libre et généreuse. Si vous convoitez des ambitions érotiques donjuanesques ou «gourgandinesques», briguez une allure et un comportement qui correspondent à votre convoitise. Vos limites sont celles de votre esprit.

«Visez la Lune, même si vous échouez, vous serez parmi les étoiles»

Winston Churchill.

Posons-nous chacun consciencieusement la question : Quelle est ma lune ? Quel destin je veux accomplir ? Quelle personne je veux être ? Quelle sexualité je veux avoir ? Et soyons cette âme nourrie de nos fantasmes les plus fous. Soyons cette créature humaine que nous avons inventée. Car, pour aimer pleinement l'autre, il est nécessaire de s'accepter entièrement soi-même. Et c'est seulement après que ce processus de vérité est enclenché, que la véritable relation à l'autre peut commencer. En effet, à partir de ce moment-là, nous pouvons enfin aimer l'autre, sans nous projeter en lui ou en elle. S'il y a une chose dont nous devrions nous méfier, ce sont bien nos projections sur l'autre. Dans une société comme la nôtre, qui érige le statut de victime en personnalité attachante, il est aisé de tomber dans le piège du «rôle de martyr». Or, accepter de jouer ce rôle, c'est passer complètement à côté de son existence. En matière de sexualité, nombreux sont ceux qui témoignent de ce phénomène : *«Je subis les désirs de mon partenaire depuis le début sans même m'en apercevoir vraiment, c'est comme si mon désir naissait forcément du sien»* ou alors : *«Je purge le non-désir de mon partenaire, sans savoir comment sortir de cette abstinence forcée.»* Se projeter dans l'autre n'est pas aimer. Avant de se lancer dans l'aventure avec l'autre, apprenons à se connaître soi, à se satisfaire et à se réinventer.

De la même manière que nous parlons de «s'inventer soi», il s'agit de s'inventer érotiquement parlant. Quelle personnalité érotique je veux être? La soumission peut être délicieuse si elle est choisie. De même que le plan à trois peut s'avérer catastrophique s'il est imposé. Choisir et non subir, tel est le défi. Dans la sphère privée, pour ne pas subir, il faut prendre le temps de se «convoiter soi». Il est primordial de s'épancher sensuellement sur ses propres ambitions érotiques. Est-ce que j'aspire à être un voyeur(se)? Fétichiste? Pentecôtiste (Oups!) Libertin? Un(e) spécialiste du BDSM? En couple? En trouple? Dans une relation libre? Partouzar(de)? Allons plus loin, osons nous aventurer au-delà. Quelles pratiques érotiques rêvons-nous de réaliser? Quel tempérament sexuel nous fait fantasmer? Don Juan n'était pas un homme d'une exceptionnelle beauté ou avec un chibre démesurément imposant, mais il avait une ambition sexuelle insatiable. Et pourquoi pas? Toutes les ambitions sont dans la nature. Quelle est la vôtre? Si, par exemple, vous rêvez d'un couple aimant, protecteur et exclusif, et que vous vous acceptez tel quel, alors j'imagine que vous avez rencontré un partenaire qui rêve de la même chose que vous? Si, par malchance, ce dernier se reconnaît comme un(e) grand(e) séducteur(ice), vous êtes face à une situation conflictuelle. Mais le désir est mystérieux. Aussi, votre personnalité érotique est sujette à évoluer, et cette rencontre est peut-être l'occasion de revoir vos ambitions. Toutes les histoires d'amour et de sexe, même les plus improbables d'entre elles, sont l'occasion de réévaluer son idéal amoureux, érotique et fantasmatique.

« *Le meilleur moyen de se délivrer de la tentation, c'est d'y céder* »

Oscar Wilde

La plus belle des façons d'extérioriser son désir, c'est de lâcher prise. Si nous voulons nous émanciper, nous devons faire l'effort de nous réconcilier avec nous-même et avec nos idéaux. Dans le cadre de l'intime, cela signifie de rentrer en contact avec son « Moi sexué ». Visualisons notre puissance érotique. Ouvrons grandes les portes de l'imaginaire impudique. Envisageons le plaisir glorieux. Créons et battons-nous pour nos rêves. S'accepter pleinement, c'est se connaître sans réserve. Cela nous demande de la patience, et de la constance. S'accueillir soi-même sexuellement, cela exige une bienveillance à toute épreuve, une curiosité bien léchée (si je puis dire) et un goût de l'expérience. Oui, expérimentons les plaisirs de la chair avec gourmandise et envie. Comme nous choisissons nos aliments, choisissons nos amants et maîtresses : « *Un peu de chocolat au lait ce soir, aux noisettes demain, noir le surlendemain, et peut-être blanc au petit matin…* ». Testons différentes saveurs, affinons nos goûts, dans le but d'aiguiser notre amour-propre et de créer toujours plus de lien avec l'autre. Si nous nous aimons, nous saurons aimer l'autre. La plus belle preuve d'amour n'est-elle pas dans l'abandon à celui que l'on aime ? Se livrer dans le moindre de ses replis, haleter, crier, s'offrir sans pudeur.

Psy ou pas psy : telle est la question ?
◆

Notre époque est caractérisée par l'émergence de toute une batterie d'experts et de coaches en tout et n'importe quoi, qui sont là, bardés de certitudes, pour nous « sauver de nous-même ». Quand justement il s'agirait de faire ressurgir le bon sens et l'instinct de vie en chacun de nous, nous voilà perfusés aux bons conseils de *« gourous thérapeutes sous-psychanalystes »*, grands « manie-tout » de notre intérieur émotionnel. Pendant que nous suivons aveuglément leurs conseils (et que notre porte-monnaie se vide au fur et à mesure de nos échecs), nous oublions peu à peu ce que nous savons au fond de nous, à savoir : notre réalité unique et personnelle.

Je n'ai pas échappé à mon époque. Il y a une dizaine d'années, je suis allée moi aussi consulter un psychiatre. À ce propos, il est indispensable de rappeler que les psychiatres sont des médecins diplômés et que la psychanalyse représente une étude complète et médicale de la personnalité, qui n'a rien à voir avec la psychologie douteuse et vulgaire de thérapeutes de bas étage. Mes séances avec mon psychiatre se passaient relativement calmement quand, au bout de deux mois, je suis arrivée chez lui en hurlant, j'étais comme on dit « hors de moi ». Et je peux vous l'avouer aujourd'hui sans rougir : j'en avais assez de ce ronronnement mou et plat, que mon bon docteur faisait, quelle que fût la teneur de mes propos. Je voulais qu'il réagisse, que l'on interagisse ensemble tout au moins ! Et c'est précisément ce qui s'est passé. De derrière son bureau, soudain, il m'a lancé : *« Et votre cher amant, comment se porte-t-il ? »* Un peu désarçonnée, en souriant, je lui murmure : *« Bien, très bien, je lui ai parlé au téléphone il y a quelques jours... »* Sous sa barbe blanche, mon Père Noël de fortune me tint alors ce discours : *« Vous voyez,*

> *Mademoiselle, ce sourire qui vient de se dessiner sur votre visage ? »*
> Oui… *« C'est l'expression du plaisir. Il vous suffit de suivre ce chemin, avec attention et respect, chaque jour. »*
> Je n'y suis plus jamais retournée, il n'y avait rien d'autre à ajouter. Sentir et reconnaître au fond de soi l'expression du plaisir. Être le plaisir.

.MATCHOLAND : AU FÉMININ
&

J'ai rendez-vous dans une célèbre émission télévisée. Quand j'arrive, on me conduit directement aux loges. Je suis un peu nerveuse. La coiffeuse m'a fait de drôles de volumes sur la tête et j'ai du mal à me reconnaître dans le reflet du miroir. Débarque bruyamment, sous les lumières de la grimeuse, Madame la politicienne. Je ne comprends pas pourquoi elle se pointe fardée comme une voiture volée, alors qu'à moi on a demandé de venir « naturelle » afin de passer entre les mains des « expertes en beauté ». Les premières minutes, la femme publique m'ignore royalement. Elle rit aux éclats avec les esthéticiennes. J'ai l'impression de voir une vraie poissonnière sur le Vieux-Port de Marseille. Je suis décontenancée.

Soudain, elle se tourne vers moi et me dit : *« Vous êtes la danseuse ? »* Je n'ose pas lui dire que c'est un peu réducteur et que je suis invitée en tant qu'auteur-interprète de mon dernier album de chansons. Aussi je réponds timidement : *« Oui. Bonjour. »*

Elle enchaîne : « *Vos parents sont courageux de vous avoir laissée vous lancer dans un métier si risqué ! Je serais paniquée à l'idée que mon enfant décide d'être artiste...* » Oui, c'est vrai que politicienne, c'est tellement plus sûr ! pensai-je. Je n'ai pas le temps de répondre que déjà on nous conduit sur le plateau.

J'observe la bête de scène. Rien ne lui échappe. Professionnelle jusqu'au bout des ongles. Elle oscille entre minauderies et coups de gueule, sans jamais rien perdre de son pouvoir de séduction. Je me questionne intérieurement : Y a-t-il encore quelqu'un sous cette carapace ? Je n'ai rien vu venir, mais l'interview se dirige à présent vers moi. J'écoute le présentateur dérouler son introduction à mon propos. Je crois que c'est la présentation la plus longue et la plus crue que j'aie jamais entendue sur moi. Ma politicailleuse se liquéfie tout à fait à mes côtés. On la perd. Eh bien quoi, chérie, tu n'avais pas lu ma bio en entier ? Tu t'étais arrêtée au premier paragraphe et, à présent, tu es toute surprise de te trouver assise à côté d'une jouisseuse ? Ne t'inquiète pas, ce n'est (malheureusement) pas contagieux... Je commence à répondre tranquillement quand je l'entends marmonner dans mon dos : « *Mes électeurs, mes électeurs, mon Dieu, ils vont me voir assise à côté de cette jouisseuse...* » Mais enfin, c'est quoi ce cirque ? Qu'ont-ils de spécial, ces électeurs ? Ne sont-ils pas, comme nous tous, voués à trouver leur place, intime et publique, au sein de la société ? Ne sont-ils pas attachés à évoluer humainement, et donc aussi dans leurs rapports galants, amoureux et sexuels ?

Je sens son regard plein de reproche qui semble me hurler : « *Je gouverne, moi ! Je me fous pas mal de la jouissance.* » Eh bien, Madame, vous avez tort.

« *Célébrons. Le désir de faire savoir, de partager avec les autres est toujours, en un sens, une célébration.* »

Peter Brook

La célébration, qu'elle soit artistique, érotique, politique ou autre, est un formidable ingrédient à une vie épanouie. Pourquoi la sexualité fait-elle si peur ? Peut-être pour la raison simple qu'elle implique un plaisir conscient, une connaissance et une acceptation de soi qui par effet de miroir, renvoient à notre plus grande vacuité. Bizarrement, le vide intimide moins notre nouvelle génération que le plaisir pleinement assouvi. Nous sommes dans une société qui glorifie la consommation et la contrefaçon, alors pourquoi célèbrerions-nous le désir véritable ? Pourquoi questionnerions-nous la sincérité de notre extase ou l'amplitude de notre orgasme ? Parce que c'est notre seule chance de vivre pleinement, libres. Parce que le désir s'est peut-être évanoui ces dernières décennies, mais il n'est pas mort. Nous devons recréer du lien si nous voulons retrouver la chaleur et l'exultation de l'échange. Ouvrir le débat sur les rapports érotiques qu'entretiennent les individus, c'est interroger nos différences et nos identités. Des thèmes forts à la République. Comme quoi la jouissance n'est peut-être pas si éloignée de la politique…

Huitième commandement

Tu préféreras la réalité au virtuel

« *L'infantilisation des adultes, la puérilisation des enfants, la destruction des rapports de générations, tout cela revient à réfléchir au pouvoir immense du marketing sur une société devenue un troupeau de consommateurs.* »
Bernard Stiegler

En moyenne en France, nous regardons la télévision 4h30 par jour et par individu, contre 6h30 chez les Américains. Nous sommes passés de l'éducation parentale à l'éducation par la télévision. Disparus les échanges avec des personnes réelles, finie la richesse de l'ennui. Les relations intergénérationnelles meurent, et avec elles l'instruction qui en découlait. Les repères et les références que nous acquérions avec l'aide de nos parents, de nos grands-parents ou de nos professeurs disparaissent au profit de slogans publicitaires et autres valeurs de consommations simplistes. Le philosophe Bernard Stiegler nous explique : « *Ce renversement des relations de décision diminue l'influence de ce que Freud appelle le "surmoi". Or, un enfant sans surmoi, sans référence, obéit à ses pulsions. Il devient un consommateur pulsionnel, un spectateur traversé d'images.* » Et nous savons, grâce au travail des psychiatres, que la névrose est un problème de surmoi. Enfouir la parole de l'enfant en le scotchant devant la télévision ou devant internet, c'est parasiter son évolution psychique. À force de passer d'un écran à l'autre, sans prendre le temps de réfléchir, l'adolescent se coupe de sa capacité à écouter l'autre, à réagir et à se concentrer de façon profonde. Et comble de la déchéance, les parents subissent par contrecoup l'infantilisation télémarketée, soigneusement mise en scène par les publicitaires. Ainsi les enfants ne sont plus des enfants et les parents ne sont plus des parents, nous sommes tous des moutons et les bergers du troupeau ne sont autres que les dirigeants des chaînes de télévision. Ce sont elles qui prennent le pouvoir. Elles ne reculent devant rien, et c'est ainsi que l'on peut voir des chaînes proposant des programmes «éducatifs» pour les moins de trois ans. Nos bébés sont transformés en potentiels acheteurs compulsifs! On tente de leur inculquer de futurs désirs, c'est ce qu'on appelle «le psychopouvoir» ou «la propagande», l'art de manipuler les esprits. L'influence sur nos comportements d'aujourd'hui est immense, y compris, bien sûr, sur notre sexualité qui est devenue elle aussi un marché.

Toutefois, force est de constater que, concernant la sphère érotique, le silence règne. Aucun programme d'éducation érotique, qu'il soit artistique, littéraire ou historique. Pas non plus de programme d'information concernant les rapports sexuels et sensuels qu'entretiennent les hommes et les femmes. Autrement dit, cela n'intéresse pas la population de développer le désir, l'échange et la curiosité envers les autres. Permettez-moi, je m'interroge : est-ce que cela n'intéresse personne ou est-ce que cela ne rentre pas dans un rapport qualité-prix intéressant pour les chaînes ?

Si on poursuit le développement, on pourrait en conclure que le sexe est à bannir car il est gratuit et n'implique pas les comportements addictifs de la consommation. À moins, bien entendu, d'y introduire « le sexe objet de consommation » comme étant la norme des sexualités et ainsi créer le besoin, donc l'économie qui va avec. Tiens, tiens…

Comment avons-nous fait pour que le sexe devienne un objet de consommation ? Nous avons laissé les publicitaires créer chez l'humain la dépendance à la sexualité. À grand renfort d'images violentes, nous avons provoqué la mort du désir, au profit du « besoin de consommer du sexe ». Montrer à la télévision un couple qui « fait l'amour sans faire semblant », autrement dit un couple qui s'aime, c'est interdit. En revanche, trouver en quelques clics un acte sexuel à plusieurs ou avec des animaux, c'est possible. Je pose la question, à nouveau : à qui profite un tel glissement de valeurs ? Si ce n'est aux entreprises capitalistes ainsi qu'à toute la cohorte des coaches, psys, animateurs de vie qui nous récupèrent déracinés et désorientés. N'avons-nous pas perdu assez de temps et de cervelle ? N'est-il pas moins honteux de se sortir d'une situation dégradante pour l'espèce humaine, plutôt que d'y rester ?

D'une rencontre à une autre, il existe pourtant la possibilité d'un espace de joie et de funambulisme. En sortant de la sex-consommation, nous nous apercevons que nous avons un large champ libre devant nous. C'est dans l'appétit de vie que demeure la possibilité d'une existence exaltante et joyeuse, et non dans la reproduction de clichés «vus à la télé». C'est dans la découverte que subsiste un élan de créativité et d'inventivité. Dans un esprit à la fois individuel et collectif: oser, inventer, créer, imaginer et improviser un mode de vie, d'amour et de sexe qui convienne à soi, comme à tous. Il nous faut construire une nouvelle forme d'amour. Si le couple tel qu'il est présenté aujourd'hui (monogamie, fidélité, obligations) est anxiogène, ce n'est pas une raison pour foncer tête baissée dans le panneau de la cyber-sexualité. Car la virtualité ne crée pas du plaisir, mais au contraire elle aggrave la détresse sentimentale. Tentons plutôt de vivre et d'inventer l'amour dans la réalité, plutôt que de faire semblant d'exister dans le virtuel: tout un programme!

La réalité a le mérite d'offrir une vraie satisfaction. Contrairement à la virtualité qui ne fait qu'augmenter les frustrations. Dans le film *Her* de Spike Jonze (2013), on entrevoit les dérives d'un monde moderne où les liens entre les individus sont dénaturés par une masse d'objets virtuels de communication. Le cinéaste pousse l'hypothèse à son paroxysme en nous entraînant dans un duel «artificiel-naturel». À travers le personnage de Théodore, on entre dans une histoire d'amour improbable entre une voix – sans visage, sans corps – et un homme de chair et d'os. Le concept est captivant: tomber amoureux de l'idée d'être amoureux, plutôt que d'un être. Et soyons honnête, nombre d'entre nous ont ressenti au moins une fois dans leur vie ce sentiment d'être « plus aimant du schéma amoureux que de l'être aimé ». Mais qu'est-ce que ça veut dire « être amoureux » ? Qu'est-ce que ça veut dire « inventer l'amour dans le réel » ? Nous sommes face à la nécessité de nous réinventer amoureusement parlant. Les réponses à ces questions doivent être trouvées personnellement. Vivre en couple n'est pas une nécessité, mais le plaisir en est une. C'est à partir de cette valeur de « plaisir partagé » que nous devons construire. C'est dans notre comportement que s'inscrira notre futur.

Dans quelques années, si nous laissons se développer le cybersex, nous risquons de *« baiser seul dans notre salon par images interposées, avec des capteurs dans tous les trous et un écran comme lieu de rendez-vous ! Alors, seule la panne d'électricité nous replongerait, toi et moi, nez à nez »*, comme je le suppose dans une de mes chansons. Voulons-nous vraiment être dépendant d'une prise électrique pour jouir ? La valeur de la jouissance est dans son utilisation. Nous sommes capables du meilleur comme du pire : l'extase peut nous rendre libres, comme elle peut nous réduire à néant et nous laisser dans un état de « sex addict » au dernier degré. Dans le monde virtuel, l'orgasme devient une drogue que l'on consomme, et c'est pour cette raison qu'il faut s'en méfier. Car nous risquerions d'y perdre tous les bienfaits de l'amour charnel : le partage, la joie, la liberté.

« Avec les combinés aux casques de réalité virtuelle (sur lesquels toutes les grandes entreprises du web planchent, de Google à Microsoft, en passant par HTC et Sony), il devient alors techniquement possible de "faire l'amour" avec quelqu'un sans jamais avoir à l'effleurer. »
Olivier Clairouin

Mais qui veut se passer du plaisir d'effleurer le corps de l'autre ? Quelle folie de passer à côté de cet enchantement ? Réduire nos cinq sens à notre seule vue, n'est-ce pas là le signe d'une misère sexuelle abyssale ? C'est comme si vous décidiez de vous couper volontairement les deux jambes, ainsi qu'un bras (il faut bien que l'autre pianote sur le clavier), dans le seul but de courir dans la nature... virtuellement bien sûr ! Foutaise ! La virtualité est un véritable suicide érotique.

Loin de cette vision irréelle, examinons ensemble les atouts de la réalité. Grâce à elle, nous pouvons sentir les effluves qui se dégagent de nos corps, caresser et palper les chairs, goûter les sexes jusqu'à plus soif, avaler les liqueurs qui s'en écoulent. Sentir. Écouter les battements du cœur de l'être aimé. Se serrer sur son torse. Lécher tour à tour délicatement puis sauvagement sa peau. Rien ne remplace les sensations qui se dégagent de ces embrassades passionnées, et bien réelles. La réalité représente la promesse d'un partage fort entre les êtres qui se désirent. Aucun écran cyber-connecté ne pourra jamais rivaliser avec l'âme humaine, car le robot ne ressent rien, c'est de la simulation. Robot avec intelligence artificielle ou image sexy sur un site de cul : ce sont de simples objets, auquel on peut s'attacher, mais que l'on ne pourra pas véritablement aimer. Le potentiel du souffle vital est immense, ne l'oublions pas. Laissons la virtualité aux robots. Que Superman se tape Batman autant qu'il le souhaite, mais qu'on nous laisse nos spasmes, notre sperme, notre cyprine, nos poils, nos salives, notre trou du cul, nos vagins... et surtout nos émotions réelles et non simulées.

Préférer la réalité au virtuel, c'est aussi fuir le piège de la solitude moderne qui nous est tendu. Sartre disait : « *Alors, c'est ça l'enfer. Je n'aurais jamais cru... Vous vous rappelez : le soufre, le bûcher, le gril... Ah ! Quelle plaisanterie. Pas besoin de gril : l'enfer, c'est les autres.* » Et pourtant... Sans les autres, nous ne sommes rien. Sans cette difficulté que représente la rencontre réelle avec l'autre, nous plongerions dans un puits sans fond d'isolement et d'oubli. Sortons de nos appartements, de nos maisons et allons draguer dans les rues, sur les plages, dans les bars, les cinémas ou les salles de spectacle. La magie de la rencontre née du hasard. Et l'amour nomade, c'est cette foi en l'aventure !

Le fantasme du « virtual sex friend »
◆

Thierry Ardisson a passé les dix dernières années de sa vie télévisée à demander à ses invités : *« Sucer, c'est tromper ? »* Il peut à présent remplacer sa question par : *« Avoir un sex friend virtuel, c'est tromper ? »*

En France, nous sommes malheureusement connus pour nos abus de psychotropes. Les antidépresseurs envahissent nos armoires à pharmacie, et il faut bien trouver une échappatoire à cette dépression : et si c'était le sex friend virtuel ? se disent certains d'entre nous. En effet, ce dernier ne pose pas de questions ; vous pouvez lui cacher votre véritable identité, voire votre vrai physique, il ne laisse pas ses chaussettes traîner, elle n'a pas ses règles, il ne risque pas de vous refiler une maladie… certes. Que cherche-t-on vraiment dans le « virtual sex friend » ? Échanger des pensées, des photos, des fantasmes, pouvoir se confier, être rassuré(e) ? Je crois que nous cherchons tout bonnement à être aimé(e) au-delà des apparences, et au-delà de notre corps. Tout semble indiquer qu'à travers ce fantasme, nous crions en réalité notre besoin d'être considéré(e) pour autre chose que pour notre physique, notre travail ou notre famille. Ce que nous recherchons au fond, c'est une chose très précieuse et dont nous avons oublié le nom ces derniers temps : l'Amitié.

« Un ami est celui qui vous laisse l'entière liberté d'être vous-même. »

Jim Morrison

Il y a dans l'amitié cette chose qui manque parfois au couple : la certitude, la confiance, l'espace de liberté. Sans amitié, il ne peut pas y avoir d'amour véritable. Le socle de votre relation doit être amical si vous voulez que le sentiment amoureux puisse y naître et s'y épanouir pleinement. Inutile de fuir votre couple à la première altercation venue. Brisez-vous vos amitiés aussi facilement ? Demandez-vous ce qui fait que vous ne pouvez parler à votre partenaire comme à un ami. Que diriez-vous à votre compagnon si vous le considériez sincèrement comme un complice ? Avez-vous peur que votre petit(e) ami(e) vous trahisse, ou vous juge ?

Dans un monde fait de peurs et de méfiance envers autrui, il n'est pas étonnant de voir s'évanouir une valeur aussi noble que l'amitié. Néanmoins, nous devons lutter pour raviver cette flamme. Car sans elle, nous nous recroquevillons sur nous-même. Et c'est tout le contraire dont nous avons besoin. Nous avons besoin d'ouverture, de franchise, d'affranchissement et d'espoir. Trouvons cela en nous-même au lieu d'aller le chercher dans des poupées gonflables bon marché ou des lapins aux oreilles coquines…

MATCHOLAND : Amant sexté

ଓ

Nous étions au début de l'été. J'avais tenté à maintes reprises de le convaincre de m'accompagner en voyage à la mer, mais la perspective de passer quelques jours de vacances loin de Paris semblait le paralyser. Je partis donc un matin en direction de la Côte d'Azur, sans me retourner.

Arrivée dans mon petit cabanon, je passais mes journées à écouter les cigales. Je dévorais les livres de littérature érotique que j'avais trouvés cachés dans la petite bibliothèque, et je me branlais chaque jour davantage. Pour le faire participer à mes plaisirs, je décidai de me filmer et de me photographier pendant les moments de jouissance ou dans des positions obscènes avant le coucher. Puis je lui envoyai en quasi-simultané. J'alternai avec des photos de ma langue, de mes yeux, de mon sourire. Un vrai journal intime photographique. Nous étions en 2006, j'étais en avance sur la mode des selfies ! Je le sentais de plus en plus fébrile, et je prenais volontairement un air détaché et joyeux les rares fois où je lui parlais au téléphone. Mon témoignage virtuel me semblait bien assez explicite…

Au bout de huit jours, il craqua. Et il me rejoignit dans le Sud de la France. À dire vrai, il s'y sentait déjà à mes côtés depuis le début de mes envois sextos et vidéos. Il m'avoua qu'il était persuadé que d'autres hommes avaient pris les images de moi que je lui avais envoyées. Je trouvai ça à la fois absurde et excitant. Aussi, je ne démentis pas tout à fait quand il me dévora de baisers les jours et les nuits qui suivirent, persuadé qu'il m'honorait après d'autres amants.

« Je voudrais que tu sois là, que tu frappes à la porte, et tu me dirais c'est moi. Devine ce que j'apporte ? Et tu m'apporterais toi. »

Boris Vian

Au XVIIe siècle, les sextos existaient déjà et ils étaient appelés des « poulets » : de petits bouts de papier pliés en quatre contenant un message à caractère sexuel. Aussi, nous n'avons rien inventé! Le sexting est intéressant lorsqu'il est utilisé pour faire voir à l'autre quelque chose qu'il ne peut pas voir au moment où vous communiquez avec lui. Un sentiment qui déborde de vous? Une image de votre chair brûlante et impatiente? C'est vous qui décidez de ce que vous voulez envoyer. C'est votre ressenti que vous offrez. La palme d'or du pire sexto revient à tout ceux qui utilisent le genre en croyant qu'il s'agit du bureau des réclamations: *« Hey, ma petite lapine, je pense à toi et tu m'excites grave, envoie-moi une photo de toi en petite culotte!* » Eh non, chéri, un sexto, ça ne se demande pas. Ça se livre. Ou pas...

Le sexting, c'est une façon détournée d'user du super-pouvoir de télé-transportation : votre partenaire n'est pas là, mais en lui envoyant un sexto, c'est comme s'il était avec vous. C'est une forme de partage qui exige de la franchise et de l'élégance. Par exemple, c'est une idée intéressante de vouloir lui offrir votre sexe en photo, mais si vous connaissez à peine votre partenaire, il n'est peut-être pas prêt à recevoir un tel message. Éventuellement, vous pourriez commencer par lui envoyer un «selfie bisou»? C'est à vous de sentir où en est votre relation, vers où vous souhaitez la diriger et quelles sont les attentes de chaque côté. Bousculer les habitudes et surprendre l'autre est souvent une bonne chose, mais il est nécessaire au préalable d'installer un climat de confiance et d'écoute. Le virtuel peut éventuellement nourrir le réel, mais il ne peut pas le remplacer.

Neuvième commandement

Tu défendras toujours ta liberté sexuelle

> « Un instituteur suisse m'a dit un jour : "Il ne faut pas suivre les programmes, il faut suivre les enfants." Là se trouve la clé d'un bon enseignement en général et de l'éducation sexuelle en particulier. »
>
> Jean-Louis Marcel Charles, dit Jean Charles

Dès notre plus jeune âge, nous sommes épris de liberté. Nous le voyons chez les jeunes enfants ; ils remettent en question l'autorité des parents à peine peuvent-ils aligner un mot derrière l'autre. Nous adorons notre liberté, parce que nous naissons libres. Et qu'en est-il de notre liberté sexuelle ? Matraquage omniprésent dans les médias et dans la pub, la société continue inlassablement de nous présenter le schéma hétérosexuel normé – couple fermé (monogamie) comme étant la panacée en matière de sexualité. Pourtant, force est de constater que nombreux sont ceux d'entre nous qui ressentent d'autres envies, d'autres besoins, veulent connaître d'autres plaisirs. Inutile de se replonger très loin dans l'histoire pour se rendre compte à quel point la société est divisée ; rappelons-nous les remous et les violences autour du débat de la loi du mariage pour tous (loi du 18 mai 2013). Mais pourquoi est-ce si difficile d'accepter que la liberté sexuelle soit un droit ? Comment prétendre pouvoir vivre ensemble si nous ne sommes pas libres de choisir notre sexualité ? Une chose est sûre, il n'y a pas de sexualité unique, il y a plusieurs sexualités, et nous devons nous battre pour préserver cette liberté par tous les moyens.

Vous êtes plutôt chaud de la pince, et gazelle ou damoiseau qu'importe, vous vous acoquinez avec qui vous plaît ? En un mot comme en mille, vous êtes bisexuel ? N'ayez pas peur ! Grand bien vous fasse, et heureusement qu'en matière de sexualité nous ne sommes pas obligés de choisir entre la chouette et le hibou ! Amusez-vous autant que possible, prenez du plaisir, construisez (ou pas) des relations à plusieurs. Personne n'a le droit de vous en empêcher, car vous seul connaissez le chemin de votre désir et vous devez à tout prix défendre votre plaisir, c'est votre droit le plus strict. Si, au contraire, vous avez la sensualité très exigeante et que vous marquez midi seulement devant les secrétaires du CAC 40... ne débandez pas ! Bonne vie amoureuse au rythme des ondulations de la Bourse, et des vôtres...

L'adolescence marque le temps des tourments amoureux, des absolus romantiques et des émois sexuels. Durant cette période, et pendant les premiers balbutiements du corps désirant, il est primordial de laisser parler sa sensualité et d'être à l'écoute de ses sensations.

Mais quel que soit votre âge, il n'est jamais trop tard pour être en harmonie avec votre ressenti. Jeunes et moins jeunes, refrénez le moins possible vos envies. Chevauchez votre désir ! Exprimez vos pulsions ! Si vous êtes à l'orée de votre vie sexuelle, dites-vous bien que de belles et nombreuses expériences vous attendent et que vous êtes libre d'expérimenter toutes les tournures qui vous passeront par le corps si vous en avez envie. Une vie sexuelle réussie est une vie sexuelle vécue. Pour vous accomplir pleinement, vous passerez certainement par des moments de volupté indicibles, et d'autres temps, plus sombres et tortueux. Mais le désir doit suivre son cours. Et quels que soient vos enchantements, vos nuits blanches de débauches libertines, vos orgasmes tonitruants ou vos fous rires, vos spasmes de plaisir ou vos divins soupirs… N'oubliez jamais de rendre à César ce qui appartient à César : toute cette jouissance, vous la devez à votre liberté sexuelle. Alors, défendez-la corps et âme.

Amour libre, anarchisme et défense du droit des femmes font historiquement bon ménage. La plupart des penseurs anarchistes (hommes comme femmes), de même que la branche moderne des féministes pro-sexe, ont affirmé haut et fort la défense de la liberté sexuelle. L'idée principale étant que cette liberté est une expression forte de l'autodétermination des individus. Autrement dit, par l'affranchissement charnel, l'humain parvient à s'engager mieux dans sa vie. Seulement pour la femme, le droit au plaisir sexuel est récent. Et pour les homosexuels, ce droit n'est toujours pas acquis au sein de la société. En 1927 aux États-Unis, Emma Goldman fut la première femme américaine à prendre la défense de l'amour homosexuel en public.

Elle s'attaqua aussi au mâle, *« dans son égocentrisme, l'homme ne supportait pas qu'il y eût d'autres divinités que lui »*. Cela n'est pas si loin de nous, un petit siècle derrière nous seulement. Et encore aujourd'hui de vieilles rengaines courent parfois, y compris sur l'hétérosexualité : *« Une femme qui couche avec plusieurs hommes est une salope, un homme qui couche avec plusieurs femmes est un Don Juan. »* L'émancipation individuelle, en particulier sexuelle, est une de nos plus grandes chances de parvenir à l'émancipation collective. Nous devons remettre en question toutes les normes et coutumes que l'on nous inculque dès notre plus jeune âge et qui œuvrent contre notre liberté sexuelle. Nous devons sans répit nous interroger sur nos habitudes, car c'est là notre unique moyen de changer le monde et surtout de préserver notre liberté. D'autres se sont battus pour nous, et c'est à notre tour de reprendre le flambeau et de nous battre aussi contre nous-mêmes.

Toujours défendre sa liberté sexuelle signifie que vous êtes prêt à affronter des commentaires salés de la part de ceux qui étouffent sous leurs maquillages de clowns tristes et frustrés. Vous avez fait le choix de vivre librement vos sexualités, vous êtes en accord avec vous-même, alors foutez-vous des remarques désobligeantes à votre égard, des jalousies ou insultes, car au fond elles n'ont aucune importance, elles vous renseignent juste sur votre degré de liberté par rapport à ceux qui vous les adressent.

Toujours défendre sa liberté sexuelle, c'est refuser la domination (de l'autre sur soi, ou inversement). Vous n'êtes pas un esclave (à moins que cela fasse partie d'un jeu érotique). Personne ne devrait posséder ni dominer qui que ce soit. Nous ne sommes pas des objets. Il est clair que vous devez prendre position dans ce combat pour la liberté en rejetant fermement l'asservissement. L'autorité n'a rien à voir avec l'amour ou avec la sexualité. Si quelqu'un cherche à vous contrôler, vous devez vous en éloigner car aucune relation saine ne fleurit dans un climat de dictature. Il ne devrait pas y avoir de pressions, de violences ou de nécessités économiques au sein de la relation amoureuse et sexuelle. Relisons Enrico Malatesta: *« Éliminons l'oppression de l'homme sur l'homme, combattons la prétention brutale du mâle de se croire le maître de la femme, combattons les préjugés religieux, sociaux et sexuels. »* Oui, arrêtons de nous rendre malades en amour parce que nous aimons mal (avec possessivité et jalousie). Au contraire, trouvons dans l'amour libre une merveilleuse façon d'élargir le champ du plaisir. Et éduquons nos enfants dans la culture du bien-être et de la liberté.

Si la liberté sexuelle semble évidente dans le cadre du célibat, elle n'en est pas moins importante dans le cadre du couple. Vous pouvez rester libre au sein de votre relation amoureuse. Restez vigilant à ne pas vous confondre avec l'autre. Gardez une distance raisonnable entre vous; c'est la théorie du hérisson de Michel Onfray – ni trop près ni trop loin, et attention aux épines qui repoussent même si le ventre est chaud brûlant. Être avec l'autre sans en subir la contrainte. Transformer la relation en un espace de foisonnement (et non une prison!), c'est là tout l'enjeu d'une existence faite de jouissance et de partage. En art, j'appelle cela *« la contrainte créative »*. En philosophie, on pourrait parler d'hédonisme. Entre nous, je dirai qu'il s'agit de bon sens: *« Pourquoi diable continuer à se faire du mal, quand on peut se faire du bien? »*

Dans Mère, il y a Femme

◆

« De la Vierge Marie à Lynette Scavo en passant par Daphné Bürki, qu'est-ce qu'être mère aujourd'hui ? »
Marlène Schiappa, Le dictionnaire déjanté de la maternité

Questionner la femme, c'est écouter la mère. Les années 60 nous ont apporté de nombreux changements salutaires, et nos grands-mères se sont montrées extraordinairement volontaires et fortes dans leur combat pour nos libertés. Grand merci à elles. Aujourd'hui, la femme vote, travaille et gère sa maternité. Le couple traditionnel qui était maintenu par de solides normes sociales, morales et religieuses a explosé. On a failli se réjouir... Mais contre toute attente, ce n'est pas la femme qui en est sortie glorieuse mais « la mère » ! On croyait libérer l'être féminin d'un fardeau en lui octroyant la possibilité de faire des enfants ou pas, et en réalité on la chargeait d'une responsabilité trop lourde pour elle, à en croire le nombre de témoignages de mères accablées de nos jours. La plus grande aspiration de la femme aujourd'hui semble être l'enfantement. Elle qui a pourtant le choix, et des carrières nouvelles qui s'offrent à elle : les grandes études, l'engagement en politique, l'accès aux hautes fonctions dans les entreprises. Elle ne s'en préoccupe que très peu. Après s'être effacée face à l'homme pendant des siècles, voilà que la femme s'éclipse à présent devant la mère. Ironie du sort ou complot depuis les hautes sphères de l'État ? La femme qui n'est pas mère est inexistante socialement, elle est jugée, on ne veut tout simplement pas entendre qu'elle n'ait pas envie de faire d'enfant. En témoignent les remontrances que toutes les jeunes femmes de 30 ans, y compris moi avant mon premier enfant, subissent lors des repas de famille ou des sorties entre « copines bien intentionnées » : « Alors, il va falloir t'y mettre ! Tu n'as pas toute la vie pour les faire ! Après trente ans, les risques de complications augmentent, tu sais, il faut que tu fasses vite... » Bref, il semble que la maternité soit le triomphe de la vie d'une femme. Pathétique quand on pense à l'histoire. Et pendant ce temps-là fleurissent les créatrices de contenu féminin. Et devinez ce qu'elles y mettent ? Des tutos pour réussir la courbe de ses lèvres, ou celle de ses cils. Esclave de la beauté dictée par les magazines, ces femmes entrées dans une dépendance malsaine aux diktats de la mode s'engluent de crèmes en tous genres à longueur de temps. N'y a-t-il donc aucune autre préoccupation pour la génération de femmes actuelles que « faire un bébé » ou « réussir son make-up » ?

Où sont les femmes qui font confiance à leur bon sens pour élever leurs enfants ? Celles qui ont autre chose à gérer que la compote des marmots, comme la création artistique, la curiosité du monde, la littérature, l'engagement dans la vie collective et sociale... Celles qui, en se faisant confiance, deviennent des exemples de conquête et d'ambition pour leurs enfants. Celles qui vivent leur vie personnelle avec passion. Où sont-elles ? Sérieusement, pensons-nous vraiment que l'expérience d'une vie passionnée, curieuse et responsable est l'apanage des hommes sous prétexte qu'ils n'enfantent pas et qu'il faut bien qu'ils compensent ? À quoi servent alors tous les combats menés par les Simone de Beauvoir, les Régine Deforges ou les Isabelle Badinter ? Pourquoi s'être libérées de tant d'entraves si c'est pour retomber dans la prison de ce qui devrait être un accomplissement parmi d'autres : l'enfantement.

Avoir une enfant ne freine pas la vie, au contraire, ça l'accélère ! Et, surtout, cela ne doit pas vous faire oublier qui vous êtes. S'accepter signifie aussi se respecter et ne pas disparaître au premier enfant venu. L'enfant est une merveille vivante « en plus », il ne se confond pas avec vous-même, il ne vous remplace pas.

MATCHOLAND : Le publiciste
ಜಾ

Pendant que je termine mon déjeuner avec un ami, je le vois s'installer dans la salle du restaurant. L'allure sophistiquée, l'œil malin, le sourire en coin, la silhouette fine reconnaissable entre mille. Monsieur le publiciste controversé soigne son entrée. Apparemment, il a les mêmes goûts que moi en matière de gastronomie italienne : un bon point pour lui. Volontairement, je ne me retourne pas sur son passage. Il s'installe juste derrière moi, je sens sa présence à 5 heures. Je pourrais jurer qu'il mate mes jambes joliment gainées de nylon et sagement croisées jusqu'aux talons aiguilles. Mon acolyte commande des cafés, que nous avalons d'un trait. Nous nous levons et, dans mon élan, je fais malencontreusement glisser mon foulard sur le sol. En quelques secondes à peine, notre publiciste est à genoux, l'accessoire au creux des mains, il m'interpelle : « *Mademoiselle, vous avez fait tomber votre...* » Je me retourne, me dirige vers lui souriante, récupère l'objet et lui murmure : « *C'était une excuse pour pouvoir vous saluer.* » Il est entouré de deux collègues, et sans se laisser perturber, il me rétorque : « *Quel romantisme ! Vous me la jouez Roxane, et nous sommes pour ainsi dire les trois mousquetaires !* » Ils éclatent de rire...

L'histoire aurait pu s'arrêter là. Mais je fis le premier pas pour le revoir. La coïncidence était trop tentante. Me voilà donc à midi tapant devant les studios d'une célèbre radio parisienne. L'instant d'après, je l'aperçois s'avancer vers moi, le pas décidé, la démarche du vainqueur. Vêtu d'un costume chic et d'une cravate de luxe, il me fait la bise et, l'air amusé, il ajoute : « *Nous sommes tous les deux ponctuels, voici un premier point commun.* » Je le trouve enthousiaste, ce qui n'est pas pour me déplaire. J'attaque direct avec mes questions sur les sujets qui m'intéressent : le couple, la femme, la sexualité dans notre monde contemporain. «*Ne me dites pas que vous êtes une de ces féministes hystériques ?* » Oups, dommage, ça avait bien commencé. Pendant que nous marchons, je lui explique que mon sujet d'étude porte plus précisément sur le rapport érotique entre les individus. Sa pupille se rétracte comme s'il venait de sniffer un rail de coke : «*Les films porno, c'était beaucoup mieux dans les années 70, mais vous n'étiez pas née Mademoiselle...* » Je te vois venir, gros vicieux, tu vas vouloir m'apprendre ce que c'est que la «vraie bonne partie de jambes en l'air»! Tu sais, Pépé, de ce côté-là, sans vouloir me vanter, j'ai une certaine expérience de la chose, alors ce n'est pas tes vagues souvenirs de jeunesse qui vont me faire mouiller la petite culotte... Mais revenons à nos moutons : «*La liberté et l'égalité sexuelles seraient-elles les emblèmes de la démocratie ? Le sexe est-il politique ?* » Monsieur le chroniqueur se cabre tel un cheval sauvage. Il rumine, fustige, évoquant l'hypocrisie du discours, la pauvreté des échanges qui ont perdu toute forme d'idéologie au profit d'un égocentrisme totalitaire.

«*Rien n'est politique par nature, mais tout le devient dès lors que l'approche constructiviste est dominante.* »
Pascal Salin

Monsieur mon rédacteur de haut vol tente de transformer cette entrevue en rendez-vous galant. Il ouvre avec tact l'emballage d'un petit chocolat qui ornait la tasse de café et dirige le cacao noir vers mes lèvres. Je souris et indique qu'il est dangereux d'approcher un aliment de la bouche d'une lionne. Bien sûr, il propose de prendre le risque... Je n'ai d'autre choix que de le mordre !

Dixième commandement

Tu privilégieras la qualité à la quantité.

« *L'érotisme est une chose fondamentale sur le plan universel. C'est-à-dire qu'au moment où la tristesse nous empare, où la détresse nous empare, où l'incertitude empare notre société… Il faut absolument ramener la dimension du plaisir d'exister.* »

Jean-Pierre Chambon

Pour explorer son désir, il ne s'agit pas d'afficher à son tableau de chasse autant de rencontres possibles et imaginables. Pour explorer son désir, il est primordial de se pencher sur la valeur qualitative de nos rencontres. Sommes-nous dans un échange sensuel qui nous nourrit ? Cette nouvelle rencontre nous élève-t-elle ou au contraire nous tire-t-elle vers le bas ? Cette relation de longue date que nous entretenons, est-elle évolutive ou au contraire moisit-elle de l'intérieur ?

Lorsque j'avais une vingtaine d'années, je m'étais entichée d'un garçon qui me faisait souffrir terriblement.

Naturellement, je m'étais confiée à une amie plus âgée que moi. Elle m'avait écoutée attentivement puis m'avait répondu très clairement : « *Si un homme te fait te sentir mal, ce n'est pas de l'amour. L'amour, c'est quelque chose qui t'élève, pas qui t'écrase.* » Sur le moment, j'en étais restée muette. Je m'étais dit : « *Mais alors, toutes ces chansons – dites d'amour – et qui sont tristes à en crever… elles racontent quoi si elles ne racontent pas l'amour ?* » Dans mes recherches existentielles, j'ai fouillé de toutes parts, et mon instinct m'a emmenée sur les rivages de la littérature érotique. J'ai ainsi découvert avec bonheur les poèmes d'amour de Pablo Neruda, les conversations entre Anaïs Nin et Henri Miller, les lettres sensuellement obscènes de James Joyce à Laura… Là, j'ai compris ce que signifiait l'amour, le véritable, celui qui élève.

Prenons les choses dans l'ordre : avant de vous précipiter sur l'objet de vos convoitises, veuillez marquer une pause. Êtes-vous pleinement conscient(e) du simple plaisir d'exister ? La réponse que vous apporterez est déterminante. Prenez le temps de déguster la rencontre avec l'autre. Humez votre partenaire, tâtez-le, tournez-lui autour. Et surtout, tâchez de voir l'acte charnel sous un autre angle : ni consommateur ni reproductif. L'acte sexuel est une expérience à part entière. Et une fois accompli, avec finesse et grandeur, il prend toute sa valeur et devient une **source de joie profonde et libératrice**.

Refusez la mal-baise et défendez la baise gastronomique, parce que vous le valez bien ! La qualité avant tout, comme le disait notre regretté Jean-Pierre Coffe. Choisissez vos amants et vos maîtresses comme vous choisissez les meilleurs produits pour votre alimentation.

Soyez regardant sur les qualités émotionnelles, sexuelles et sentimentales de votre partenaire : mieux vaut une relation de très bonne qualité plutôt que plusieurs tout à fait médiocres. De la même manière que nous cherchons à manger mieux pour retrouver le goût des bonnes choses, nous devons mieux faire l'amour si nous voulons retrouver les plaisirs immenses du sexe. Plutôt que de cliquer sur votre « application de rencontre en masse » et de vous allonger sur le corps d'un(e) inconnu(e) qui fera l'affaire pour votre casse-croûte ou amortira votre forfait Internet. Réservez-vous pour un dîner de rois ! Prenez le temps de vous préparer pour la personne que vous souhaitez vraiment rencontrer : désirez-la, cherchez la tournure pour lui plaire, envoyez-lui un doux message en attendant le soir du rendez-vous… Faites monter la pression ! La qualité de votre relation va aussi dépendre de votre capacité à mettre en place votre tête-à-tête. Le sexe, c'est de la cuisine amoureuse. Cela demande du temps. D'abord, il faut faire bouillir, puis remuer, patienter. À feu doux, puis à feu vif… Et enfin faire sauter ! C'est toute une dynamique à trouver. Si vous vous contentez d'avaler l'autre comme si vous avaliez un McDo, ne vous étonnez pas d'avoir encore faim deux heures après…

> *« L'excitation est le fondement de l'érotisme, son énigme la plus profonde, son mot-clé. »*
>
> Milan Kundera

D'où vient l'excitation ? Pour y apporter ne serait-ce qu'un début de réponse, il va falloir aller creuser dans vos fantasmes, dans votre « Moi » profond, dans vos rêves, dans vos cris, dans vos silences aussi.

Le mystère vient de ce qui est caché. Vous devez soulever les couches de protection invisibles que vous vous êtes construites et sous lesquelles vous vous éclipsez. Vous devez retirer votre carapace si vous voulez savoir ce qui vous excite vraiment. Plongez au cœur de vos fantasmes pour en extraire la substantifique moelle de vos plaisirs futurs. La richesse de votre excitation participe pleinement à la qualité de votre vie sexuelle. Ne la négligez pas, au contraire, fouillez votre excitation, déshabillez-la !

En parlant de qualité relationnelle, nous avons encore du chemin à parcourir. Il y a toujours de nombreux tabous qui verrouillent le plaisir de la femme et de l'homme, notamment ceux ayant trait à la religion. L'essayiste Wassyla Tamzali parle de l'Islam comme du « *rendez-vous manqué des femmes avec l'histoire* » et évoque une « *religion du phallus* ». Les Évangiles chrétiens célèbrent la sexualité comme un « *péché de chair* ». Bouddha considère le sexe uniquement comme moyen de procréer, et même les bouddhistes modernes appréhendent la spiritualité et le sexe comme « *ennemis* ». Bonjour la relation charnelle qualitative ! Bon courage pour vivre une existence de jouissance libératrice et partagée !

Croyants ou non-croyants, vous m'accorderez le fait que nous sommes tous ici-bas pour une durée déterminée. Que nous jouissions ou pas, cela ne changera rien à notre fin. Alors, si nous jouissions ? Si nous laissions s'exprimer notre énergie sexuelle ? Nous avons essayé le refoulement et la frustration, et jusqu'ici on ne peut pas dire que ce soit un franc succès... Essayons donc l'orgasme nourri et libérateur comme arme de construction massive d'un monde meilleur ! Qu'en pensez-vous ? Si on s'aimait ?

La satisfaction sexuelle est un immense moteur de vie. Sur le plan spirituel comme sur le plan politique, dans l'espace privé ainsi que public, la jouissance est essentielle à notre évolution. Mais cette joie profonde semble malheureusement nous faire peur : rendez-vous compte si tout à coup le plaisir que nous ressentions faisait basculer le monde dans un univers de partage et de bien-être ? Oh non, ce serait bien trop violent... Mieux vaut continuer de diviser les peuples, les genres, les races. C'est tellement mieux de voir s'entre-tuer des êtres qui, avec un peu d'amour, pourraient s'aimer... Encore une fois, c'est à nous de changer les choses.

La politique du « vouloir toujours plus » est de rigueur dans notre société. Et avec elle, la quête effrénée du chiffre : accumulez toujours plus d'objets, de fric, d'« amis » sur Facebook ou Tweeter... Le domaine de la sexualité n'échappe pas à la règle : accumuler le plus de relations sexuelles à la fois, voilà ce à quoi se réduit parfois le schéma libidinal. Comme de bien entendu, cette voie est sans issue. Il n'y a rien de plus triste que de collectionner les conquêtes, les « coups d'un soir ». Le plaisir n'est pas au bout du chemin de la « baise de masse ». Seule la frustration grandit dans ce cas de figure, mais pas l'estime de soi ni la connaissance de l'Autre. Et sans estime de soi, pas de joie profonde possible. Sans échange véritable avec votre partenaire, pas de sexualité évolutive. Pas d'orgasme libérateur non plus. La seule alternative, c'est de refuser la mal-baise : disons stop au carcan normatif ! Concentrons-nous sur la création d'un environnement propice au développement de « notre » désir : c'est la clé de notre satisfaction sexuelle. Selon la journaliste du *Monde*,

Alice Pfeiffer, «*la retenue, le contrôle, l'érotisme, c'est peut-être les choses les plus provoc' qu'on a encore.*» On s'en fout de «tout voir», on veut rêver! Travaillons à suggérer le désir, à titiller l'autre. Façonnons notre monde intime de manière originale, en composant avec ce que nous avons de plus cher en nous, et en innovant dans nos propositions ou dans nos pratiques. Le désir est sans cesse à réinventer.

La qualité des rapports sensuels dépend énormément de l'épanouissement du corps. N'étouffons pas nos sensations! Libérons-nous, écoutons-nous, exprimons-nous. Seul notre ressenti compte. Nous sommes les seuls à savoir ce que nous apprécions profondément, et ce qui nous fait souffrir. Nous sommes l'unique interlocuteur de notre propre corps. Personne ne peut prétendre savoir mieux que nous ce que nous endurons ou ce à quoi nous aspirons. C'est à nous de construire notre rêve, à nous de conduire notre jouissance. Soignons notre corps, il est le temple de nos émotions. Il est notre boussole. La qualité de notre plaisir viendra de notre épanouissement corporel, lui-même directement connecté à notre esprit. Assouplissons notre corps, exaltons notre conscience, nourrissons nos fantasmes, excitons notre désir... Et les portes d'une vie de joie s'ouvriront à nous.

«*Seul le battement à l'unisson du sexe et du cœur peut créer l'extase.*»

Anaïs Nin

La poésie est inséparable de l'amour. Notre société moderne focalisée sur la gymnastique pornographique tue le plaisir à petit feu. Il nous faut raviver les braises par nos sentiments profonds, nos désirs affamés. Nous ne devons pas laisser la flamme de notre désir s'éteindre. Il n'y a pas de sexe sans émotion, sans parfum, sans intensité. La sexualité demande admiration, ensorcellement. Il nous faut être curieux sans cesse pour nourrir notre ivresse amoureuse.

Le sexe exige inventivité, ruse, fantaisie.

La chair se façonne de maintes délices : les murmures, les cris, les chants, les danses, les bulles de champagne, les vertiges, les doutes, la transe… L'amour charnel promet des enchantements divins, féeriques, et toujours uniques en leurs genres. Les possibilités sont infinies, les émerveillements jamais tout à fait les mêmes.

Il nous faut nous envisager tels des phénix, ressuscitant inlassablement. Le cœur traversé de lumière, le corps vibrant de jouissances inconnues, nous ressurgissons de l'extase, plus puissants que jamais. Éveillons-nous à notre sensualité, à notre caractère profond, à notre feu intérieur. C'est une question de plaisir ou de mort.

Le sexe exige l'amour. La jouissance ne se proclame que sous l'oracle de nos embrasements. Sans frénésie, pas d'extase. L'excitation procède du brasero de nos caprices. Et le vice éclôt. Tel un bourgeon de printemps qui grossit et nous démange. La fièvre magique s'empare de nos corps romantiques et impudiques.

Le sexe appelle l'amour comme matière première.

Dites-le avec votre corps...

Je suis désolée, chers fleuristes, mais je vais vous mettre au chômage...
Il y a quelque temps, un ami qui venait de se faire larguer me confia : *« Quelques jours avant notre rupture, tout allait bien ; pour son anniversaire, je lui avais fait livrer cent roses ! »* Tout en essayant de me figurer mentalement l'image d'un énorme bouquet de fleurs dans les bras d'une jeune femme normalement constituée, je regardai, perplexe, mon ami qui avait tout l'air d'un clown triste à qui on aurait foutu des baffes à la chaîne façon tarte à la crème...

Mais enfin, quel esprit malin vous habite, vous les mâles, lorsque vous décidez de faire ce genre « d'offrande » à une femme ? Un anniversaire, ce n'est pas un enterrement ! Avez-vous pensé à la symbolique de votre geste ? Vous offrez des végétaux à moitié morts à l'être aimé... Mais enfin, pourquoi ? Pour lui prouver quoi ? Je ne sais pas si vous vous rendez compte que cette cérémonie fleurie a tout l'air d'une annonce funèbre... (Non, mon ami, je ne disais pas ça pour toi, ne recommence pas à pleurer.) Vous pouvez bien lui envoyer toutes les fleurs du monde, cela ne remplacera pas un bon et profond orgasme ! Oui, vous avez bien lu, mieux vaut « un bon coup de reins » que des centaines de fleurs... Si vous tenez à nous offrir une tige, offrez-nous la vôtre ! Il est temps de revoir vos bonnes manières, Messieurs. Les fleurs, on s'en fiche ! C'est de la sueur qu'on veut, des phéromones !

« Tu sais, la pâtisserie et l'amour, c'est pareil — une question de fraîcheur et que tous les ingrédients, même les plus amers, tournent au délice. »
Christian Bobin

Vos roses coupés ne sont pas « fraîches », elles sont à l'agonie. C'est le pire ingrédient à sacrifier sur l'autel de l'amour. Ne prenez pas en otages nos sentiments en nous offrant ces branches déjà presque fanées. Le premier jour,

> elles sont là, impossibles, elles trônent dans le salon. Le deuxième jour, elles se déshabillent (sans qu'on ne leur ait rien demandé du reste). Et puis, le troisième jour, elles commencent à mourir. Hop, c'est fini ! Voyez, Messieurs, en tant que femme, je ne suis pas sûre de très bien comprendre le message… Qu'y a-t-il de réconfortant, de tendre, de sensuel, de romantique ou de passionné dans cette offrande mortuaire ?
>
> Vous voulez nous parler d'amour ? Dites-le avec votre corps.

MATCHOLAND : DE L'AMOUR ET UN MARS !

J'avais rendez-vous dans un des plus beaux cafés du quatorzième arrondissement. Perchée sur mes escarpins noirs vernis, la poitrine tendue sous mon chemisier blanc, je marchais lentement dans les rues de Paris, jusqu'à l'adresse indiquée.

Je le vis arriver de loin : blouson en cuir, jean délavé, cheveux dans le vent. Allure de rocker, c'était le parfait bad boy. Il était toujours en vadrouille ! Ce jour-là, il mâchouillait un bâton de réglisse qu'il jeta avant de pénétrer dans le café. Ses yeux pétillaient d'amour ! Il avait l'insolence d'un adolescent, malgré sa quarantaine. L'âge où les hommes commencent à être intéressants…

Avec un peu de chance, il deviendrait un bel homme de cinquante ans, vicieux à souhait. Un mélange de Johnny Depp et de George Clooney, version parisienne. Il m'embrassa fort sur la bouche et glissa brièvement sa langue entre mes lèvres, tandis que ses mains caressaient clandestinement mon sexe. Pour une entrée en matière, c'est réussi! Les artistes ont le don de soigner leurs entrées mieux que les autres. Les guitaristes, de surcroît, ont un toucher irrésistible. Je rougis sans retenue sous ses caresses. Il s'est assis face à moi, la posture décontractée et la moue virile. Sous sa veste de motard, je suis persuadée qu'une douce femme sommeille en lui... Le serveur déboule de nulle part pour prendre les commandes. Mon Brando lui lance : *« Deux cafés serrés s'il vous plaît! »*

Une fois seuls, mon amant plongea son regard dans le mien et me dit: *« Alors comment c'était ton week-end? »* Je ne sais pas si c'est la façon dont il m'a regardée, ou alors l'arrivée imminente du printemps, ou peut-être l'odeur du café? Je ne sais pas, mais... j'éclatai en sanglots.
Totalement pris de court, il crut d'abord à une blague. Il essaya de me consoler, mais devant l'étendue de mon chagrin, il se sentait inutile et ne savait que faire. Tout à coup, je le vis se lever de table et sortir dans la rue. De la fenêtre du bar, je l'observai à travers mes pleurs. Il traversa jusqu'au marchand de journaux d'en face et revint aussitôt avec... un Mars! Mais enfin bad boy, tu m'as pris pour une gamine de dix ans? Toi, quand une femme pleure, tu lui offres du chocolat? C'est une technique? Qui t'a dit de faire ça? J'étais tellement surprise que ma peine s'envola miraculeusement! En un baiser, une douceur extrême s'immisça dans mon cœur, et je souris à mon chevalier, en lui murmurant: *« Merci, macho »*.

« L'amour humain ne se distingue du rut stupide des animaux que par deux fonctions divines : la caresse et le baiser. »

Pierre Louÿs, Aphrodite

Une fois la vague de tristesse passée, je tentai de lui expliquer mon spleen. J'avais passé le week-end avec un homme de passage, et la multitude de mes aventures, à cette époque, commençait à me donner le tournis. Aussi, mon « court-circuit émotionnel » était comme un trop-plein d'aventures sexuelles. Enfin, c'est à peu près le discours que je lui tins. Face à moi, le bellâtre se pâmait. Ça le faisait marrer intérieurement que je puisse me court-circuiter le cœur avec « trop d'amants ».

Vas-y chéri, fais-toi plaisir, marre-toi, on verra bien qui rira le dernier...

Précautionneusement (il ne devait pas vouloir que je me remette à chialer), il me relança : « *Comment peut-on avoir – TROP – d'aventures ?* ». Je le tenais. Lentement, je répondis : « *Je n'en sais rien... Ce que je sais c'est que la liberté sexuelle ne signifie pas se taper tous les mecs qui passent... Je préfère la qualité à la quantité. À partir d'aujourd'hui, je te garde, toi. Et les autres, on verra plus tard...* ».

Il ne demanda pas son reste. Nous partîmes main dans la main, gravîmes les petits escaliers qui menaient à ma chambre de bonne. Et tandis que le soleil se couchait, je grimpai au rideau... Nue.

Un mois plus tard, je reçus ce message : « *Moi aussi. Je te garde, toi.* »

Conclusion

« *Enivrée par l'incompréhensible pureté de vivre [...] comme on ressort de l'eau, baptisée de soleil, les yeux fous de renaître [...] ange et pécheresse inextricablement.* »
Christian Bobin

L'érotisme demande de la préparation. Il faut lui réserver toutes ses pensées. Comme un athlète qui prépare mentalement sa course longtemps à l'avance, nous avons besoin d'étudier, de cultiver, de défricher le terrain de nos envies. Le terreau de nos fantasmes est assoiffé de nos réflexions, de nos méditations, de nos rêveries. Il nous faut donner de la matière à nos jouissances. L'érotisme se construit dans notre univers mental, notre imagination.

Élevons-nous dans le monde avec le goût du possible. La liberté tient parfois seulement à un changement de point de vue. Aujourd'hui, penser librement, avoir une sexualité libre est un acte de résistance. Très bien : Résistons ! Jouissons !

Même si notre société est en pleine transition, vers un avenir que nous ignorons, nous avons besoin d'y croire. De croire en plus de douceur, plus de liens, plus de respect, plus d'amour. La poésie de l'amour, c'est aller au-delà de l'ordinaire. Faire taire la pensée et s'aventurer dans les contrées de la sensation. La voie humaine, silencieuse, sauvage, et vraie. Osons prendre le véritable chemin sacré de l'érotisme dans sa dimension spirituelle mais aussi dans sa légèreté. La gaieté est essentielle. L'humour est nécessaire dans l'acte de communion sensuelle avec l'autre. Si ma tête se tait et que je laisse parler mes sens, alors ma relation avec l'autre peut commencer.

CODA*

*Dans le ballet classique, final au cours duquel les principaux interprètes reviennent en scène.

Je ne me souviens plus de la première fois où j'ai dansé. Ma mère me dit que c'était l'année de mes cinq ans, elle m'avait inscrite à un cours de danse près de chez nous. Si je ferme les yeux, je peux encore sentir l'odeur de la colophane et la chaleur dans mes muscles. Je me faisais des ampoules au creux des mains à trop serrer la barre. Et j'ai dû me perdre des centaines de fois à m'observer au millimètre près dans le reflet du miroir. Le studio de danse était ma maison. J'en connaissais les moindres recoins. Je savais les mouvements du soleil qui entrait par faisceaux délicats et venait nous effleurer les jambes ou disparaissait à la nuit tombée. Nous n'avions pas de «musicien accompagnateur», comme j'en ai connu plus tard au Conservatoire national. La musique sortait d'une sono et de larges boutons déclenchaient les pistes. J'entends encore le «clac» qui précédait les premières notes de Bach... ou de Prince! Ma professeure de danse était un génie. Une excentrique perfectionniste. C'était une déesse. Une plume qui caresse le sol et déchaîne les foudres du ciel dans un même mouvement de tendresse enflammée. À cette époque, mon petit corps se pliait assez bien à l'apprentissage de l'art chorégraphique: souplesse, rythme, coordination. C'est le bon âge pour apprivoiser la bête!

Un matin, j'avais neuf ans, je suis partie à l'école comme chaque jour, avec ma petite sœur. J'étais en classe de CM2. Je ne sais plus qui nous a accompagnées. Je serais incapable de dire ce que j'ai fait à l'école ce jour-là. Je me souviens de la sonnerie qui a retenti à 16h30, marquant la fin des cours. Je sens la main de ma sœur qui prend la mienne. Je cherche du regard l'un de mes parents... Personne. J'aperçois un voisin. Je sens que quelque chose ne va pas. Je refuse de le suivre et je demande au directeur de me venir en aide. Le voisin a une drôle de tête, il a les yeux rouges. Ils disparaissent tous les deux quelques minutes dans un des bureaux de l'établissement scolaire. Je sens que ma sœur est fragile. J'essaie de la distraire, je ne veux pas qu'elle croie que je m'inquiète. Les deux hommes ressortent. Le directeur semble sous le choc ; il a lui aussi des larmes qui coulent au coin des yeux. Il s'approche de moi et me dit que tout va bien (son visage dit pourtant bien le contraire), et que je dois suivre le voisin. Il me dit que mon père est d'accord. J'ai l'impression que quelque chose de grave est arrivé. Je serre ma sœur contre moi et j'embarque dans la petite voiture du voisin qui, maladroitement, tente de me raconter des blagues. Je ne ris pas. Ce jour-là, mon père est mort. Assassiné.

Dans le studio de danse, tout est à la fois pareil et complètement différent. La chorégraphie est à présent mon refuge, mon seul moyen d'expression véritable. Avec le temps, l'apprentissage devient de plus en plus exigeant. J'aime ce travail difficile. Je donne tout. La souffrance me rassure. Je pense à mon père chaque jour. Je tire sur la corde de la douleur jusqu'à la briser... Un soir, sur la scène du théâtre de Bâle, j'ai vingt et un ans, on donne la première d'un nouveau spectacle, *Hamlet-To sleep no more*. Vers la fin du ballet, je m'écroule sur le plateau : fracture de fatigue. Mes membres ne me répondent plus. Je me sens mise à l'écart par mon propre corps. Je suis sonnée, comme un boxeur dans le coin du ring. Je suis allongée par terre, on m'a traînée en coulisse. Plusieurs personnes sont au-dessus de moi. Je vois le visage de cette danseuse de la troupe, elle me dit : « *Toutes ces années à suivre les sillons de la douleur,* à présent *tu dois danser sur les sentiers de la jouissance.* » C'est comme une apparition, un électrochoc ! Je voudrais lui demander de me redire ça, de m'expliquer. Mais tous les danseurs sont appelés sur scène pour le salut final et elle disparaît. Je reste avec cette phrase qui résonne éternellement : « *Danser sur les sentiers de la jouissance...* »

Douze chroniques choisies entendues à la radio

Ces chroniques ont été enregistrées en direct sur Sud Radio dans l'émission de Brigitte Lahaie durant la saison 2023

J'ÉJACULE, TU ÉJACULES, NOUS ÉJACULONS

« *J'ai un problème, je crois bien que je t'aime…* » chantait Sylvie Vartan. Mais ça c'était avant. Aujourd'hui dans les cabinets des psychologues, la chanson, c'est plutôt : « *J'ai un problème, je crois bien que je suis femme fontaine…* »

Mais pourquoi est-ce un problème? C'est génial d'éjaculer, non? Silence gêné dans l'assemblée féminine. Dit comme ça « Femme Fontaine », ça fait super woman, avatar, personnage de manga (personnellement ce n'est pas pour me déplaire, j'adore jouer des personnages!). Mais il faut bien avouer que ça peut faire flipper les nanas, ou alors au contraire ça peut faire fantasmer à mort (suivez mon regard qui se tourne vers les hommes ayant jetés une oreille discrète à ma chronique). La femme fontaine, c'est tout un mythe. Un mythe qui s'est forgé une réputation tenace grâce aux films porno, laissant penser que l'éjaculation féminine était forcément pornographique, un truc sale, bizarre, honteux, que seules les stars du porno des années 2000 pratiquaient. Et pourtant. À quelques jours de la Saint-Valentin, je me dévoue pour vous dévoiler la vérité sur cette humide histoire. L'éjaculation féminine est un phénomène naturel et théoriquement toutes les femmes sont capables d'éjaculer. Sortez les serviettes ce soir messieurs... Sachez-le, les femmes mouillent leurs proies!

Concrètement, que se passe-t-il durant l'éjaculation féminine? Comme l'explique le Dr Magalie Guerrier-Benoît dans le Figaro, «*les hormones sécrétées durant l'acte indiquent au cerveau et aux reins de produire un liquide biologique dans la vessie. L'éjaculation se produit lorsque la femme relâche la vessie et expulse ce liquide* » Vous l'avez? C'est indolore et comparable à de l'eau. Et c'est assez beau à voir. Ne dites jamais fontaine je ne boirai pas de ton eau...

J'éjacule, tu éjacules, nous éjaculons. On est pas bien là, détendue du clito, et on jouira quand on aura envie de jouir?

Car au risque de me répéter, et même si je gagne une année ce Dimanche je ne suis pas encore une vieille bique qui radote, mais je rappelle pour les petits loubards au fond de la classe: concernant les hommes comme les femmes, l'éjaculation n'est pas une fin en soi. Il y a maintes façons de se désirer sans se mouiller de trop, de suspendre l'acte et de reprendre plus tard, chargés à bloc de la divine attente...Oui c'est bon de laisser durer, de laisser monter la sauce. Et quand elle viendra ton éjaculation, c'est que tu seras prêt, et prêtes mesdames. Et là, tout ton érotisme et ta sensualité pourront enfin se libérer à grandes éclaboussures, fontaine sur le canapé, dans la cuisine, sous les portes cochères, dans la nuit chaude et salvatrice de ce mois de Février, romantique par dessus tous...

Oubliez les restaurants, les fleurs, les bijoux... Vous voulez passer une bonne nuit de la Saint Valentin? Faites jouir vos femmes! Avec ou sans éjaculation, désirez-les, faites-les vibrer, caressez-les, respirez-les. Arrosez-les aussi bien sûr si vous voulez... Et si elles veulent bien surtout. Laissez vous saisir par l'inattendu, la maladresse des premières fois, le frisson de l'inconnu. Savourez votre partenaire, comme un champagne d'excellence, jusqu'à la lie. Et demain? Demain, qu'importe. Après vous, le déluge!

L'APPÉTIT VIENT EN MANGEANT

Alors oui le monde est fou et ne nous facilite pas la tâche: des conflits insensées éclatent chaque jour avec pertes et fracas, des femmes au bout du monde ne peuvent ni travailler ni danser, ni sortir ni même montrer au grand jour leur chevelure en raison de leur sexe. Partout des hommes s'entre-tuent, ignorant la nature qui se meurt. Oui, nous aurions mille raisons de faiblir, de renoncer, de ne plus avoir d'appétit pour la rencontre, l'existence pure, l'expérience éphémère et délicieuse qu'est la vie. Et pourtant. Pourtant, il nous faut nous réjouir d'être vivants! Il nous faut célébrer les petites choses de l'existence, et pas à pas combattre les chemins sombres de la haine. Il nous faut cultiver les chemins lumineux de l'Amour, de la jouissance, de la légèreté de l'Etre! Si non, nous sommes foutus. Et ce n'est pas du déni de privilégier la joie. C'est de la délicatesse, de l'espérance, de la noble humanité.

« *Tu peux m'ôter le pain,*
m'ôter l'air si tu veux,
mais ne m'ôtes pas ton rire...
Car alors j'en mourrai »
Ecrivait le poète Pablo Neruda à sa femme Matilde. Oh oui, nous avons tellement besoin de rire! Et de voir dans les yeux de l'autre un lien, de la complicité, de la tendresse, de l'espièglerie. Ou est passé le rire? Entre les lianes nouées- racines du passé et fantasmes du futur, dans un présent encombré, comment le rire peut-il encore jaillir? Et pourtant tout est là, en profondeur, en soi, la joie et les larmes, le silence et le vacarme, la déception et la jouissance. Tout est là, prêt à être transformé, célébrer... Alors qu'attendons-nous?

La contemplation gourmande du Présent, voilà qui est un défi à la hauteur des êtres humains que nous sommes. Cultiver l'appétit de vie sans cesse, et sans remords. C'est en aimant que l'on devient amoureux. De soi, du monde, des autres. La vie est de notre côté, mais encore faut-il enclencher le moteur. L'erreur est peut-être de penser que le plaisir est une chose qui nous tombe dessus, comme les oeufs de Pâques chaque année... Un coup de cloche et hop, voilà ta ration de bonheur, et gaffe à la crise de coeur!

Non bien sûr, la gaité, la paix, la satisfaction, ne nous tombent pas tout crus du ciel! Il va falloir cultiver ce goût, se mettre en appétit volontairement et consciencieusement. Le ravissement se trouve dans l'esprit. Dans la détermination à saisir la beauté chaque jour et chaque nuit. Être déterminé ou ne pas l'être, telle est la question?

À titre personnel, je trouve cette sérénité gourmande absolument sexy, puissante et parfaitement honorable, je dirai même assez excitante, y compris dans les moments de crise ou de morosité ambiante tels que nous les connaissons aujourd'hui. Surtout par mauvais temps, il nous faut défendre l'appétit. Car moins tu manges, moins tu as faim. Et moins tu aimes, moins l'amour se régénère en toi, moins tu désires, moins tu as de plaisir...

Battons-nous mes amis pour garder vive la lueur de notre être, sans juger et sans prétendre connaitre mieux que l'Autre le chemin qui lui fait du bien. Défendons le moindre scintillement, le plus petit reflet de lumière. Restons curieux toujours du battement d'ailes des papillons, du poids de notre âme (est-ce réellement 21 grammes), du mouvement des nuages dans le ciel, de l'ombre du passant, de l'inconnu, de l'étranger. Et puisque l'appétit vient en mangeant, alors attachons nos serviettes autour du cou chers auditeurs, et dégustons tant qu'il est encore temps, cette existence qui nous est offerte. Bon appétit!

Femmes sujets

Moi, fille des années 80 « *ayant réussi l'amalgame de l'autorité et du charme* », moi qui ai grandi avec culture pub « *Moi je suis fraiche et ça se voit! Narta!* » Vous vous souvenez de ces images? Les filles lançaient leurs jambes en l'air, en balançaient des clins d'oeil aguicheurs, et elles disaient « *Demain j'enlève le bas...* ». La liberté d'être une femme qui possède sa sensualité était affichée en long en large et en travers partout où l'on posait nos regards. Quarante ans plus tard, plaire à l'autre, donner envie à l'autre, embrasser les codes de la féminité et de la séduction, c'est devenu gênant. Comment et pourquoi?

Est-ce que les hommes acceptent d'écouter une femme sexy? Ou alors les femmes sont-elles destinées à singer les hommes afin d'être entendues et reconnues? Combien de temps encore avant que nous envisagions sans sourciller que « la sensualité et l'intellect » sont réunies en un seul et même corps?

En cette semaine de romance, la nuit du 14 Février encore chaude sous les draps, du moins je vous le souhaite, en observant les femmes dans la rue, je me suis rendue compte de la crainte qui émanent d'elles, la crainte de paraitre « trop sexy ».

Un peu de rose à lèvre mais pas trop...

Un peu de talons, mais pas d'aiguilles...

Un peu de légèreté mais pas de transparence...

Bref, les femmes ont peur de leur propre corps. Est-ce possible et pourquoi? Dans l'imaginaire masculin, la femme est encore trop souvent cantonnée au rôle de Femme-Objet. C'est la nana à poil qui vend des voitures ou des parfums... Et contrairement aux pubs des années 80 que je citais en début de cette chronique, dans les images d'aujourd'hui, les femmes ont le sentiment d'être cantonnées au rôle d'objet de la sexualité des hommes, mais jamais sujet de leur propre sexualité. Et c'est précisément là que le bas blesse. L'intention dans le geste, ça change tout! Si c'est moi qui décide d'enlever le bas, je suis sujet, si c'est un homme qui décide ce que je dois ou pas enlever, je deviens objet de ses fantaisies. Et pourquoi pas, mais en conscience.

Si on veut que les femmes deviennent propriétaires de leurs fantasmes, de leurs corps, de leur sexualité et éventuellement du fric qu'elles se font avec, alors il faut que ce soit avec la complicité des hommes. N'est-ce pas messieurs qui devenaient fous si une femme gagne plus que vous... décontractez-vous et cela redonnera peut-être envie aux femmes de plaire, sans gêne. Je vous prépare une société de femmes maitresses de leur sexualité, qui afficheront librement intelligence et sensualité dans un même sourire éclatant, vous n'allez pas me dire que cela vous fait peur? La peur, c'est pour les peureux.

Aux femmes qui nous écoutent: libérez votre sensualité, faites rougir de honte les hommes qui voudraient vous cantonner au rôle de Femme-objet, chantez, danser, portez du rouge aux lèvres, des robes qui volent, des escarpins, tout ce qui vous rend belles à vos yeux... Non, ce n'est jamais trop. Votre sensualité révélée au grand jour, c'est le cadeau ultime que vous pouvez vous faire. Maintenant sans plus attendre, soyez propriétaire de votre corps, de vos désirs, séduisez qui vous voulez... Et au diable les grincheux! Qu'ils aillent se palucher tout seuls, clowns tristes, au fond de leur lit froids... Pendant que vous brûlerez le sol à chacun de vos pas.

TOUTE VÉRITÉ EST-ELLE BONNE À DIRE?

C'est la question qui revient régulièrement comme une rengaine dans les pages psychologie des magazines hebdomadaires. Et en toute transparence, je sais que vous aimez ça la transparence mes petites canailles, je n'ai pas besoin d'ouvrir les journaux pour me rappeler au bon souvenir de cette question cruciale de la vérité dans le couple, puisque à chaque soirée que je fais dans mon cercle amical, après deux ou trois verres, l'alcool est dangereux pour la santé je n'arrête pas de le leur dire, bref au bout d'un certain moment, entre le fromage et le dessert, il y en a toujours un pour venir me dire: Julia, je t'écoute sur Sud Radio, j'adore tes chroniques... Mais toi Julia, tu es d'accord, on ne peut pas tout se dire? C'est le moment que je choisis pour m'éclipser au petit coin (comme disait ma grand-mère, même si plus personne ne dit ça aujourd'hui), en hochant affirmativement de la tête, tout en m'éloignant sur le bout de mes talons aiguilles….

Bien entendu que toute vérité n'est pas bonne à dire. Il suffit d'avoir un jour confié à son partenaire les secrets baisers échangés avec son meilleur ami, pour savoir qu'il y a des choses qu'il vaut mieux garder pour soi. Gardons notre mystère, camarades!

Mais la vraie question est: en êtes-vous capables? Rongés par la culpabilité, je vous vois venir les égoïstes en chef, vous préfèreriez soulager votre conscience vite fait bien fait, plutôt que de vous poser la question des conséquences dramatiques de vos aveux. Pourtant je vous assure, sur ce coup là, je vous conseille de faire tourner votre langue plusieurs fois, non dans la bouche du meilleur ami, mais dans la votre bouche! Si vous ne voulez pas voir partir en fumée votre couple…

Vous voulez avoir le droit de vivre votre vie en toute liberté et d'avoir votre jardin secret, soit, je suis à 100% d'accord avec vous. Mais dans ce cas, tout droit se conjugue avec son devoir, et vous avez le devoir de gérer ça en adulte, sans vous démonter (dans tous les sens du terme oui), sans venir pleurnicher, sans oser faire peser votre aventure sur votre couple. Un peu de maturité, c'est mon conseil du jour. Vous pourrez peut-être avoir le beurre et le cul du pâtissier... Mais concernant l'argent du beurre c'est non négociable, il va falloir débourser. Comme disait un homme de grande sagesse que j'ai connu « Un jour ou l'autre, il faut payer le taxi ». Rien n'est sans conséquences en ce bas monde. Et si vous avez un doute, je vous conseille de faire un tour dans la Chapelle Sixtine à Rome, ville éternelle d'où je vous écris cette chronique, et venir observer la scène du Judizio, le Jugement dernier. Et là vous n'aurez plus aucun doute. Un jour, il faut payer le taxi. Où commence la Vérité? Où commence le mensonge?

Albert camus disait *« La vérité est à construire, comme l'amour, comme l'intelligence. »* J'ajoute volontiers, comme le couple. Et si nous commencions par être vrai avec nous-même, avant de se draper dans de grands aveux dont nous ne mesurons pas les effets...

Être vrai, à l'heure des faux seins, des faux culs, des faux visages crée par des filtres photographiques omniprésents, à l'heure des faux steak hachés et des faux poulets pour les accros écolos, des faux héros et des fausses vierges... être vrai est un défi, je le concède. Mais si cela peut nous rendre la vie mille fois plus douce, ça vaut le coup, non?

« Être vrai » ne veut pas dire tout se dire. Accompagner sa propre vérité, c'est oser s'aventurer sur des chemins inconnus, et affiner au fur et à mesure de la grande aventure qu'est la vie, affiner ses goûts et ses envies. Et c'est humain de se tromper de route, de déraper, de caler et de repartir sur les chapeaux de roues. C'est ok de tomber en panne, de changer de voiture en cours route, d'en louer une pour la journée, ou de garder la même caisse pour la vie sans jamais monter dans une autre.

C'est à vous de vous accorder avec vos propres désirs de vitesse, de style, de carrosserie. Mais une chose est sûre, vous ne pouvez pas obliger votre partenaire à rester assis sagement sur la banquette arrière. Votre partenaire à lui aussi, droit à sa liberté. Ne serait-ce que dans l'imaginaire…

La nuit dans vos rêves, personne ne peut vous empêcher de rouler à fond sur la route 66, au volant d'une Rolls cabriolet, bien accompagné…Et si le fantasme influençait la réalité, plutôt que l'inverse?

Bonne route les amis!

TOUTES LES FILLES VOUS LE DIRONT…

La mère regarde vers sa fille et la fille regarde vers sa vie. La mère regarde vers sa fille et voit la jeunesse qui s'enfuit. Ah la jeunesse, ce flambeau si désobéissant et âpre, et qu'il faut bien faire passer de main de génitrice en main de midinette. La créatrice de mode Vera Wang, 74 ans et qui en parait 30 de moins, confiait à la presse il y a quelques jours ses secrets de jeunesse: « *De l'ombre, du sommeil et de la vodka!* » Pour les deux premiers je ne sais pas, mais pour la vodka, j'ai bon! Vera, la mère rock'n'roll par excellence. On veut toujours ce qu'on a pas.

L'idole… La mère. La mamma. La Reine. Et pourtant parfois aussi la sorcière, la rivale, la bourrelle. La mère, l'impossible dépassement… Toutes les filles vous le diront, le Mont Everest à côté c'est de la tarte! S'attaquer à la relation mère-fille, c'est gravir la montagne des insécurités, des blessures, des jalousies, de l'envie... Qu'on me donne l'envie, l'envie d'avoir envie, qu'on rallume ma vie!

Sa vie, la jeune actrice Lily Rose Depp l'a bien rallumée! Elle trône au centre de la dernière superproduction de la chaîne HBO. Lily rose Depp est tellement talentueuse, qu'on en oublierait presque qu'elle est la fille de Vanessa Paradis et de Johnny Depp tant elle s'est transformée en star elle-même. A-t-elle dû pour cela tuer la mère? Qui sait... En tous cas c'est une partie du sujet de la série. Une chanteuse à succès broyée par le star system, en pleine dépression, dont on découvre dès le 3ème épisode qu'elle s'est faite violenter sévèrement, chaque jour de son enfance, par sa mère. Comment sortir de ce tourbillon de violence? La question pointe à peine le bout de son téton, que la solution, virile à souhait, apparaît: l'Homme. Le gourou. Le mâle qui se veut protecteur et qui est en réalité un parfait dominateur. Sous couvert de sauver la petite oie blanche, le sexy Tedros va prendre du plaisir à manipuler, assouvir ses pulsions... Pour le meilleur ou pour le pire, telle est toujours la question?

Quand ça bouscule, que ça chavire, que nous plongeons dans les abysses de nos âmes, va-t-on y rester ou va-t'on s'en sortir grandie? Jusqu'où la nymphette va-t-elle devoir aller pour dépasser les traumatismes infligés par sa propre mère?

De l'art d'être mère. C'est un motif récurrent dans l'histoire de l'art. Longtemps dépeinte sous les traits de la Vierge, puis de la gardienne de la lignée - qui était une chose très sérieuse, la mère prend à partir du 18ème siècle une figure aimante et protectrice. Encore faut-il être à l'aise avec la réflexion sur le temps qui passe... Vous reprendrez bien un Xanax, mère?

« Grandir et vieillir » c'est le sujet de prédilection de l'artiste photographe Raina Matar d'origine libanaise, son travail a notamment été exposé au Musée Amon Carter au Texas, Raina capture dans son objectif ce lien maternel chaotique et sensible, mère et fille côte à côte. Elle cherche à déceler les mystères de la féminité...Et surtout, et c'est là ce qui me plaît le plus je l'avoue, elle choisit de se concentrer sur ce qui nous unit. Et en cette dernière chronique avant la pause estivale, c'est ce que j'ai envie de vous dire, chers auditeurs: tâchez durant l'été de vous concentrer sur notre humanité commune. Lorsqu'un conflit vient s'immiscer entre vous et l'Autre, lorsque les différences semblent insurmontables, tentez de mettre l'accent sur vos ressemblances. Et peut-être avec un peu de bonne volonté, et un shot de vodka pour la jeunesse éternelle façon Vera Wang, peut- être alors que l'Amour dans toute sa splendeur, dans toute sa beauté aussi ordinaire qu'exceptionnelle, fera briller de mille feux vos yeux fenêtres de l'âme. À la vôtre, mes amis!

FAIRE LA PAIX

« L'égalité des sexes ne m'intéresse pas du tout, ce qui m'intéresse c'est la paix! » a déclaré la réalisatrice Lisa Azuelos lors de la tournée promotionnelle pour son dernier film « La chambre des merveilles ». Mais biensûr, comment n'y ai-je pas pensé avant? La Paix, qui donc serait contre? La Paix, c'est quand même le meilleur des concepts pour vivre ensemble. D'ailleurs mes copines me le disent tout le temps:

« Je cherche un mec pas trop con et surtout pas trop chiant... » En gros, *« un mec qui me fiche la paix! »* Les exigences régressent vite avec l'âge.

Non mais alors quoi, sommes-nous en guerre, hommes et femmes? Vraiment? Mais depuis quand? Qui a déclaré la guerre à qui? Comment sort-on de là? Y'a quelqu'un qui pourrait appuyer sur le bouton reset? Et merde alors, qu'est-ce qui nous empêche de faire la paix aujourd'hui, là maintenant, tout de suite?

Pourquoi ne sommes-nous pas concentré sur ce qui nous unit? Notre capacité à désirer, à réfléchir, à fantasmer, à être de façon consciente au monde. Être humain, c'est déjà en soi si fascinant... Pourquoi toujours essayer de couper les cheveux en quatre? Pourquoi cette obsession de se dresser les uns face aux autres, quand il suffirait de se dresser les uns dans les autres et hop on en parle plus! Bim Bam Boum, emballé, c'est pesé! Au suivant!

Non mais, imagine, ce serait tellement cool d'avoir une journée mondiale en faveur de la Paix entre les sexes... Wahooo, j'en mouille ma petite culotte. Oublies le lot de soutien-gorge en promotion, la rose offerte au restaurant, les « bonne fête madame » et toutes ces conneries, il ne s'agirait plus de sexe faible ou fort... On serait concentré sur la paix. Le rêve.

Allez chers auditeurs, soyons fous, décidons la trêve, l'harmonie, l'Armistice! Faisons la paix, entre minettes et minots, entre daronnes et papounets, entre mistinguettes et machos, baissons les armes, tout simplement. Qu'est-ce qu'on a à perdre? Sincèrement les gars, les filles, à trop vouloir se posséder, on a finit par se haïr. Aveuglés par nos égos boursouflés, on en a oublié nos spécificités biologiques, hormonales, nos différences aussi délicieuses que mystérieuses. À trop se recroqueviller à l'intérieur de soi, on va finir par vivre dans un putain d'hôpital psychiatrique à ciel ouvert...

Alors oui, rien n'est jamais parfait. Oui il y aura des mauvais jours, des mauvais coups, des rendez-vous manqués. Il y aura des robes de travers, des claques qui se perdent, des samedis après-midi pluvieux, et des dimanches mélancoliques à en crever... mais il y aura aussi des nuits merveilleuses sous un ciel étoilé, des caresses à plusieurs mains et des frissons de bonheur intense, des amours dans les parcs, sous les portes cochères, sous la table d'un restaurant, de la tendresse au-delà de tous les rêves imaginables... Oh oui, de la tendresse.

Il ne s'agit pas de déconstruire, il s'agit de faire table rase. D'avoir le courage de mettre les compteurs à zéro, sans regrets et sans remords. La vie commence maintenant. 5, 4, 3, 2, 1, 0 partez!

Et si faire la Paix, c'était accepter la nuance, l'arc-en-ciel des sentiments, les hauts, les bas, les minutes en apesanteur, les ascenseurs émotionnels? Et si faire la Paix, c'était embrasser l'équilibre?

Faisons la paix, comme les enfants le font, face à face, embrassons-nous, et on oublie tout. Cap ou pas cap? Chiche? Même pas peur, allez, viens.... Et même si c'est difficile, même si c'est terrifiant. Viens! Pour apprendre à voler librement dans les airs, il va falloir sauter dans le vide et déployer nos ailes de géant. Osons tout foutre en l'air, tous les indices sont au vert, ce sera pour le meilleur! Moi j'en suis sûre, moi je suis là, je suis prête, et ma main est tendue vers toi... Tu la prends?

CONFESSION D'UNE HETEROSEXUELLE LÉGÈREMENT DÉPASSÉE...

Il est temps de tout vous avouer. Si j'étais plus sensible, j'aurai presque un peu honte. Et d'y penser, j'ai honte de ne pas avoir honte... Mais les faits sont là: j'ai lu le dernier livre de Frederic Beigbeder et j'ai beaucoup aimé. Oh oui, fouettez-moi, jetez-moi dans les flammes de l'enfer! Moi qui ose lire un livre écrit par un mâle blanc hétérosexuel, moi qui ose penser à rebrousse poil de toutes les chaines de télévision, moi qui ose défendre un écrivain ciblé par toute la troupe de néo-féministes en chef... Oui, brûlez-moi et je renaitrai de mes cendres. Je ne suis pas une suiveuse, et ce n'est que le début. Restez sur les ondes chers auditeurs, car j'ai pire encore à vous confesser.

Frederic Beigbeder écrit dans son livre « *Si chaque femme que je croisais m'imaginait à poil, tenu en laisse, obligé de lui lécher le clitoris jusqu'au squirt dans ma barbe, sincèrement, ma première réaction serait de bénir Simone de Beauvoir* ». Et bien mon cher Frederic, puisque vous m'y poussez, je le confesse: chaque homme que je croise, je l'imagine à peu près ainsi. Et c'est peut-être pour cela que je comprends si bien les hommes. Le désir comporte une part sauvage qu'il est vain de nier, et c'est en ça que le livre de Frederic est intéressent, c'est qu'il propose de penser ce désir et non de le fuir ou de le nier. Il écrit ainsi: «*Est-ce que quelqu'un pourrait me dire comment faire pour aimer sans violence psychologique? L'amour est la plus atroce des douleurs psychologiquement imaginablenous* ». Quiconque a déjà aimé dans sa vie, sait dans sa chair, qu'il n'existe pas de mode d'emploi qui ne ferait souffrir personne.

L'amour est intrinsèquement dangereux, et pourtant rien n'a plus d'intérêt ici-bas. Aimer c'est vivre, apprendre, se prendre des râteaux, avoir la coeur qui se fend en deux, être trompé, être déçue, se réconcilier, recommencer en mieux.. C'est pouvoir dire « J'ai vécu » nom d'une pipe!

À la fin de son livre, Frederic tente de définir l'hétérosexualité: « *Il faut être capable de se concentrer sur la vision d'une seule femme qui en cumule mille* ». Encourageons le mariage pour la beauté du geste, pour s'occuper d'autres nombrils que du sien, pour la magie des yeux qui brillent dans les siens. « Le secret d'un mariage réussi, c'est de se marier tous les jours! », je confirme.

Et puis il y a ce dialogue merveilleux:

- Que fiches-tu toute la journée, à mater toutes les gonzesses?

- C'est pourtant simple. Je te choisis.

- Va te faire foutre.

Puisse ce divin refrain durer toujours. Amen.

Oui, j'encourage vivement tous les hommes qui nous écoutent à continuer de se comporter en gentleman, à continuer de draguer, d'être galant, à continuer de s'inventer des jeux érotiques dans la tête toute la journée afin de nourrir leur insatiable désir...Ainsi, avec délicatesse et précautions, avec caresses et confidences obscènes sur l'oreiller, The femme, celle qui balayera toutes les autres, sera bien gardée.

Et j'encourage du même geste, toutes les femmes qui nous écoutent à dompter les mâles alentours, à affirmer leur désir, à siffler un homme dans la rue ou à lui mettre une petite main au cul s'il le faut! Ils n'attendent que ça, de tomber sur celle qui sera mère et enfant, salope et amie, douce et sévère, passionnée et hautaine, tendre et snob, épouse et sexy...

Le monde nouveau sera romantique ou ne sera pas.

LA CHAIR EST GAIE (BIEN HEUREUSEMENT!)

En ces temps de révolte et de confusion, j'ai décidé aujourd'hui de revenir à l'essentiel: la chair. Et vue d'ici, je peux vous dire que la chair est gaie, surprenante, délicieuse! Votez pour moi Julia Palombe! Moi Présidente, on passerait plus de temps à faire l'amour qu'à faire la grève, ça c'est sûr...

Remarquez, y'en a qui adorent ça faire la grève, la grève de la chair je veux dire. Moi je croyais que c'était une vieille blague ringarde, un truc que nos arrières tantes disaient à nos grands oncles: « *Si tu descends pas les poubelles Robert, je te préviens, je fais la grève du sexe!* » Et là Robert accourait dans la cuisine pour s'emparer des sacs poubelles en question... Le mental tout entier dirigé vers la promise fellation. Et bien figurez-vous que ça revient à la mode! Si si je vous jure, enfin, façon de parler, disons que quelques quinquagénaires font leur coming out en ce moment sur la question. C'est à celle qui n'a pas baisé depuis le plus longtemps! Quatre ans par ici, Cinq ans par là...Elles ne sont pas vierges mais c'est tout comme. Adjugé, vendue! Je suis tentée de dire: *«que celles qui s'emmerdent au lit ne dérangent pas celles qui s'éclatent»*. Mais, allons plus loin...

Qui sont-elles? D'où parlent-elles? Les grévistes du cul sont des femmes, connues des médias, et qui savent de quoi elles parlent nous disent les journalistes, la preuve elles ont toutes travaillées de longues années dans l'industrie du sexe. Hop hop hop hop! Permettez-moi de stopper net cet argument. C'est un peu comme si une fille qui avait travaillé pendant des années chez MacDonald décidait soudain de faire la grève des hamburgers! Je comprends son écoeurement, mais cela ne remet pas en question toute la chaine alimentaire pour autant! Si? Il y a une gastronomie de la fesse remarquable en France, et je suis navrée que certaines soient passées à côté! Le sexe réduit à l'industrie du sexe... C'est une blague j'espère! Pardon mais le sexe est Poésie, Fantasmes, Vertige, le sexe est Feu, Glace, Eau. Le sexe est tellement plus frais et électrisant qu'une simple définition industrielle et tarifée. Désolé de le dire ainsi mais cet argument est tout simplement irrecevable. Et cela montre bien à quel point on confond aujourd'hui Industrie du Sexe (Pornographique, chair triste hélas) avec Acte sexuel, érotique par excellence, fantasmatique, joyeux, partagé, créatif, chair gaie heureusement... C'est un énorme problème sociétal que je dénonce depuis des années, et j'accuse ici les journalistes de ne pas faire clairement la différence dans les médias, notamment pour les jeunes générations qui nous lisent, nous écoutent et nous regardent.

Mais attendez, il y a d'autres arguments, à ce taper le cul parterre (et ça n'a rien de sexuel ici), comme par exemple l'argument invoqué suivant: le temps de préparation avant l'acte d'amour pour une femme serait beaucoup trop long.... Dites-moi, y a t il une obligation à passer des heures de mise en beauté avant un rendez-vous? Car je n'étais pas au courant, moi ça fait vingt ans que j'ai pas foutue les pieds chez une esthéticienne, je me taille la barbe du bas au rasoir, comme les hommes, parfois je me fais même une petite moustache…! Et ils ne s'en plaignent pas je vous assure.

Un peu de sérieux. Ces quinquagénaires aguerries au cirque médiatique voudraient nous faire croire qu'elles sont à ce point soumises à la publicité? Ces femmes soi-disant féministes voudraient nous faire croire qu'elles n'ont pas le contrôle sur leur corps, qu'elles ne sont pas propriétaires de leurs mental? Qu'elles suivent bêtement tout ce que la pub leur dicte… Franchement, si c'est le cas, il faut vite aller consulter. Aujourd'hui en France, les femmes choisissent d'aller chez l'esthéticienne ou pas, choisissent de se maquiller pendant des heures ou pas, et surtout elles choisissent d'être fières de leur corps et de leurs formes… Alors décidez dans quel camp vous voulez êtres camarades, soumises ou libres? Mais je vous en prie, ne faites pas porter la responsabilité de votre liberté aux hommes, ce serait un recul immense que je n'ose envisager…

Et enfin, ce sera le dernier point sur lequel je me dois de revenir: les Sexgrévistes expliquent qu'elles jouissent très peu souvent lors d'un rapport sexuel, et de là, sans transition, elles en concluent tout bonnement que les hommes sont nuls au lit. Pour filer la métaphore alimentaire, c'est un peu comme si la fille qui n'appréciait pas son hamburger de chez MacDonald, au lieu de changer de restaurant, elle accuse les cuisiniers du monde entier d'être des incapables et elle arrête de manger. Les bras m'en tombent… Pas de bras, pas de Ouhga Ouga! Blague à part, c'est l'occasion de rappeler une chose très importante: nous sommes chacune et chacun responsable de notre propre jouissance!

Ce n'est pas l'homme qui me fait jouir, c'est moi qui jouis, et ça fait toute la différence. Chacun avance à son rythme sur le chemin de la joie et du plaisir... Mais accuser les mecs, c'est injuste et franchement dégueulasse. Parce-que, je vais vous dire, si le mec se plaignait de ne pas bander, on irait pas accuser la femme qui l'accompagne de ne pas être assez sexy ou assez entreprenante... Alors s'il vous plait, lorsque la femme ne jouit pas, la moindre des choses serait de ne pas blâmer l'homme. Non?

Que chacun se prenne, en main, ce serait bien. Je sais qu'en grande partie, vous en mourrez d'envie. Alors si vous avez besoin d'inspiration, sachez que de nombreux spectacles, livres, expositions célèbrent la multiplicité des sexualités et des plaisirs, de manière artistique et spirituelle et poétique et tendre, et drôle et gourmande. Allez, sortez les paillettes: parfois il suffit juste d'une piqure de rappel pour frissonner à nouveau, et voir la beauté des chairs excités et curieuses de se frotter les unes aux autres.

Humide encore d'amour

Avec le 49.3 à sec que l'on vient de se prendre, il m'a semblé nécessaire de revenir sur les bases d'une sodomie réussie. Humide encore d'amour... Non parce-que je ne veux pas qu'il y'ait de malentendu, ce n'est pas parce-que le Président a oublié de mettre de la vaseline, qu'il nous faut nous aussi passer à côté de cette étape primordiale. Donc premièrement: il faut que ça glisse mes chéris, et du bon côté si je peux me permettre! Du côté de l'Amour partagé, de l'Amour pour tous! Une sodomie réussie est une sodomie qui ravit les deux parties, voilà c'est là où je veux en venir.

Vous comprendrez bien qu'il faut choisir le lieu opportun et le moment juste pour sortir votre instrument! Inutile de faire ça dans la rue entre deux poubelles qui brûlent, ça fait mauvais genre... Vous pouvez par exemple vous installer confortablement dans votre salon, sur le canapé douillet, avec deux ou trois coussins à votre disposition. Les choses passent tellement mieux lorsqu'elles sont faites avec douceur. Le gant de velours, c'est ce qui manque à tellement de grands hommes. La main de fer ne suffit pas, une sodomie réussit est une sodomie qui adoucit le coeur des hommes.

Et c'est là que j'arrive au deuxième point important: la douceur. La douceur adepte de la lenteur. Prenez votre temps! Tout est dans la manière de proposer la chose. Définissez ensemble vos objectifs. La feuille de route, c'est avant l'Acte qu'il faut la faire. Et il ne faut pas avoir peur de transpirer... Comme disait Thomas Edison « *Le génie est fait de 1% d'inspiration et 99% de transpiration...* » Vous allez suer, et croyez-moi c'est ça qui est bon.

Nous arrivons tranquillement à mon troisième et point final : la trique! Tout doux mes cocos, on ne sodomise pas un corps aimant à grands coups de trique sans prévenir! D'abord on y va avec les yeux, avec la bouche, avec les doigts, et puis du bout du manche seulement... rien ne presse. Du tact et de la gourmandise, sachez attendre que l'amant en redemande, et là vous pouvez alors vous aventurer un peu plus loin, et va et vient entre ses reins, jusqu'à ce que le supplice délicieux s'accélère, profondément, intensément, là vous allez pouvoir y aller à fond... Une sodomie réussie, est une sodomie progressive. Comme à l'opéra, il y a une ouverture, une envolée lyrique, une apothéose, et si c'était très bon, une coda, un dernier tour de piste avant la délivrance: le salut. Non pas le salut des nazes, pas le salut des potes, pas le salut du 13h au JT, non... Je vous parle du grand salut libérateur. Le salut digne et précieux. Le salut plein de grâce. La bénédiction. La promesse d'un renouveau, d'un chemin qui s'éclaire, d'un amour... Une sodomie réussie, c'est une sodomie savante, généreuse, cultivée.

> *« Obscur et froncé comme un oeillet violet*
> *Il respire, humblement tapi parmi la mousse*
> *Humide encor' d'amour qui suit la fuite douce*
> *Des Fesses blanches jusqu'au coeur de son ourlet »*

Vous aurez reconnu Arthur Rimbaud L'Idole, Sonnet du Trou du Cul

À l'heure où tout un pan de la société se plaint de la tyrannie du bonheur qui serait affichée dans les médias, la littérature ou le cinéma, pour ne pas dire de l'injonction à jouir qui règnerait en maître depuis les années 70; dans un monde rongé par l'abstinence, plus que jamais traversés par les mouvements « No sex » « Childfree », au coeur d'une génération d'individualistes forcenés, voici votre Palombe qui fend la foule.

Peuple de jouisseurs, marche vers ta lumière!
Viva l'amore!
Votre Palombe vous aime avec tendresse
Et cet amour est vivant pour des siècles et des siècles...

La jouissance rachète et rassemble tous les hommes. En votre honneur, j'ai enfilé ma robe rouge, celle des grandes occasions. Ou plutôt, telle l'actrice Gena Rowlands dans le film « Minnie et Moskowitz », disons que je ne peux plus me payer le luxe de faire une différence entre les petites et les grandes occasions. Toutes les occasions sont bonnes pour vibrer, rire, draguer, chanter, célébrer la vie avec vous. Quoi d'autre ? Quoi d'autre que de vous tendre le sein? Poitrine offerte, en avant toute! Affranchissons-nous de toutes nos chaînes, avant que le ciel ne nous tombe sur la tête! Mes chers amis, si la jouissance équivaut bel et bien à l'énergie de vie, alors pourquoi ce blues du clito... Ce dégoût de la baguette bien fraîche du matin? Les jeunes sont-ils pris d'une indigestion psycho-généalogique? Les parents ont trop croqué dans la pomme et c'est leur progéniture qui avale de travers! Les jeunes ont-ils ingurgité des crèmes avariées une nuit d'adolescence enflammée et depuis ils sont en cure de désintoxication? Confondant le délice avec le poison, par flemmardise ou par manque d'assurance peut-être. Craignant d'en venir à bout, ils fuient le bonheur de peur qu'il se sauve...

Si la jouissance équivaut à l'énergie de vie, je lance un appel à nos jeunes: « *Quand on est seul on va plus vite mais quand on est deux on va plus loin* ». Éteignez les écrans et foncez dans la rue, vous rencontrer, vous caresser, vous émouvoir, vous envoler dans les ciels étoilés de vos nuits blanches... Filez dehors vous embrasser pour de vrai! Et puis si ça ne marche pas du premier coup, c'est normal, réessayez, affinez vos regards, vos mots doux, vos fantasmes. Si le monde est à réinventer, ce n'est certainement pas en laissant de côté l'amour charnel. Érotisez vos désirs contemporains. N'ayez pas peur de ré-enchanter un vocabulaire, la courbe d'un sein ou d'une fesse. Picasso disait que l'art et la sexualité étaient la même chose. Jeunes gens, soyez alors des artistes de l'amour! Célébrez la jouissance au coeurs de nos existences, faites confiance au grand Horace car *«Pendant que nous parlons, voilà que le temps jaloux a fui: cueille le jour, sans du tout te fier au lendemain »*

Wahoo Tchatchatcha

Cette semaine, la France durcit... et pas forcément là où on l'attendait! Dans la rue, le peuple fait ça devant tout le monde. Le poing (et non la verge malheureusement) levé, tendue comme un arc vers le ciel gris et mouillé. Grande partouze d'hiver mesdames et messieurs ! Oubliez la Fashion week, dorénavant pour briller sur les réseaux sociaux il faut avoir participé à la dernière grève en vogue, dans les écoles, les transports en commun, dans la rue... Dress code: pancarte et hauts-parleurs! Ouhlala c'est chaud. C'est l'amour au Sénat, wahooo tchatcha tacha, et l'index se débat, wahoo wahoo... Vous allez me dire, à quoi bon parler d'amour lorsque le pays est à genoux? Et bien justement, je connais une merveilleuse façon de donner du plaisir à genoux. L'art de la fellation, tout un programme, pas si éloigné de la politique, ceci dit... Mais revenons à nos moutons, parlons d'amour. Car c'est de ne plus s'aimer que nous crevons en réalité. De ne plus trouver le chemin des sentiments, que nous flanchons. De ne plus nous caresser que par écrans interposés, que nous nous épuisons. De ne plus considérer le don de soi comme un trésor et de tout vouloir acheter au prix de notre liberté perdue que notre humanité se meurt. Nous épuisons nos forces vives, notre joie et notre enthousiasme, à grand coup de propriété privés et de profits, de concurrence et d'accumulation... Et la tendresse, bordel?

À quoi bon posséder toutes les richesses de la terre si à l'intérieur ton coeur moisit? À quoi bon la cuisine dernier cri, le canapé extra large, le four multifonctions, si tu n'es plus capable de sentir ta chair vibrer? À quoi bon voyager dans le monde entier, si de toi à toi, le chemin est entravé? Si tu ne sais plus qui tu es. Si le matin quand tu te regardes dans le miroir, tu es un étranger.

Oui l'amour peut nous sauver de la bêtise du monde. Mais encore faut-il le vouloir, le vouloir par dessus tout! Et je sais que je ne suis pas la seule à rêver à ce monde d'amour, de poésie et de Beauté charnelle. Je sais que je ne suis pas la seule à espérer dans la lumière du jour qui se lève chaque matin, à écouter cette petite musique qui s'avance comme un refrain délicieux gourmand et entêtant: Tu aimeras mon fils, tu aimeras ma fille. Et tu ouvriras grand tes yeux sur le ciel étoilé, et tu prendras ton élan pour sauter de l'autre côté de la rivière, et tu t'approcheras pour respirer l'odeur réconfortante des arbres et des fleurs. Et tu tomberas biensûr, mais tu te relèveras. Tu oseras, tu essuieras tes larmes, tu apprendras, tu as tout ton temps... C'est en aimant que l'on devient amoureux.

Comme l'écrit Théodore Adorno : « *Face à la musique de Schubert, les larmes coulent sans questionner l'âme auparavant, puisqu'elle se précipite sur nous avec la force même de la réalité, sans le détour de l'image. Nous pleurons, sans savoir pourquoi; parce que nous ne sommes pas encore tels que cette musique nous promet d'être, mais seulement dans le bonheur innomé de sentir qu'il suffit qu'elle soit ce qu'elle est pour nous assurer qu'un jour nous serons comme elle.* »

Vive Schubert et viva l'Amore!

L'ART DE FAIRE COUPLE

Et si faire couple était un art? Et s'il nous fallait réfléchir aux ingrédients que nous voulons mettre ou pas dans cette recette mystérieuse? Le couple n'est jamais figé. En perpétuelle évolution, il n'a pas vocation à être parfait, mais certains vous le diront - et j'en fais partie, quand les produits sont frais et bien choisis, qu'on a laissé suffisamment mijoté, qu'on a été généreux en épices et en huile (il faut que ça glisse les chéris) et que l'on prends soin de veiller le feu régulièrement d'un regard plein d'amour... alors là, oui, le couple est magique! ABRACADABRA... Si tel est ton désir, couple tu feras!

Quels seraient donc les fameux ingrédients à se procurer de toute urgence ?

Premièrement une mentalité de fer, comme la verge! Solide et fière, inaltérable. Les soucis peuvent aller se faire cuire un œuf. Rien ne passera la porte d'entrée de mon précieux couple. Règle d'or! On est d'accords les chéris, les soucis ça se gère avec les gens emmerdants: les banquiers, les producteurs, les docteurs... mais pas sous la couette, je vous en prie!

Deuxièmement, il faudra prévoir une généreuse louche de tendresse, indispensable bouclier à la bêtise du monde! Ça vaut toutes les sauces tomates de ta mère la tendresse, c'est doux c'est chaud, ça sent bon, ça réconforte en n'importe quelle saison. La tendresse, c'est le liant du couple.

Et puis, soyons honnêtes, elle est d'autant plus délicieuse cette tendresse qu'elle est accompagnée de sa botte magique: j'ai nommé le piment. Troisième ingrédient indispensable, avec lui le couple se forgera des souvenirs brûlants! Le piment fait monter la température et rougir de désir, il fait transpirer et jouir! Ce petit légume rouge passion est au cœur de la santé du couple. Et voilà, vous avez votre Top 3 mes canailles.

Alors après? Quoi d'autre à ajouter dans la grande marmite du couple heureux ? Du vin bien sûr! Du vin pour accompagner les discussions sur la poésie de la vie, langues déliées, fantasmes et désirs partagés se déploieront... Le vin est idéal pour élaborer des plans romantiques, rêver ensemble, admirer la beauté d'un ciel étoilé, partager les émotions, les sensations, les passions. In Vinos veritas !

Est-ce que ça durera toute la vie? La question ne mérite même pas d'être posée. Rien ne dure éternellement. Il ne nous reste qu'à accepter la durée indéterminée, un peu de sagesse dans ce monde de brutes!

Je sais la question qui vous brûle les lèvres: est-ce que le couple doit rester exclusif? Mais ça, c'est à vous de décider les cocos, à vous de prendre vos responsabilités. Il en va de votre liberté. Les bons ingrédients peuvent se marier avec toutes les recettes du monde, avec toutes les envies du monde... À vous de vous mettre aux fourneaux. Et si je peux me permettre, il est là le vrai souci. Aujourd'hui plus personne ne veut cuisiner... On veut commander, se faire livrer, on veut appuyer sur un bouton et recevoir le kit complet. Mais faire couple, c'est un art. Un art ne se vend pas en kit mes chéris...

Un art, ça se bosse, ça se pense, ça se rafraîchit, ça change de perspective, c'est audacieux, aventureux! Un art, ça ose, ça gicle, ça choque, plein feu sur l'animalité en nous, carnage sur fond rouge sang, apothéose du chaos... et puis ça revient comme une caresse, lumières tamisées, un nuage de fumée au loin, une symphonie qui nous parvient d'abord imperceptible, puis galopantes sous nos veines remplies à bloc d'envie, de désir, de folie. Soudain, le calme se fait... La tempête est passée. Avons-nous survécu? Telle est la question? Sommes-nous assez fous pour poursuivre? Sommes-nous assez résistant pour encaisser la suite? Sommes-nous assez curieux pour aller voir de l'autre côté de la nuit?

De l'autre côté de la nuit, que se cache-t-il? As-tu envie de le savoir? Es-tu prêt à risquer ton cœur ? On a rien sans rien, disaient les anciens... La joie se mesure-t-elle au regard des risques encourus? Il se pourrait bien... Qui n'a jamais souffert ignore le bonheur, dit la citation.

REMERCIEMENTS :

Je remercie tous ceux qui ont travaillé sur ce livre depuis la première édition en 2016, Franck Spengler et les éditions Hugo et Cie en tête. Je salue tous les magazines et émissions TV ou radios qui m'ont fait l'honneur de m'inviter sur leur plateau depuis. Je remercie Brigitte Lahaie et Sud Radio pour qui j'ai initialement écrit les chroniques qui figurent en fin de cet ouvrage. J'ai une pensée affectueuse pour le Théâtre de L'Oulle à Avignon, et son directeur Laurent Rochut qui m'a permis de présenter sur scène une version théâtralisée de mon texte lors du Festival d'Avignon 2017. Et enfin, je remercie du fond du cœur David Garino qui a travaillé à la mise en page de cette nouvelle édition

DE LA MÊME AUTEURE:

Conversation avec mon enfant (Editions Thot- 2011)

Au lit citoyens! (première édition, Hugo et Cie / Blanche- 2016)

Lettres à mon utérus (ouvrage collectif, La Musardine- 2016)

Toutes les femmes sont des sirènes,
elles pensent avec leur queue... (Blanche-2021)

Poèmes en Italie (Broché- 2022)

Si je te trouble (ouvrage collectif, Collection Subrosa- 2023)

www.juliapalombe.com